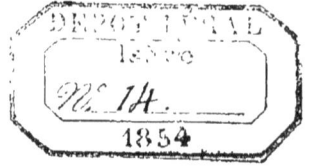

EAUX
THERMALES ET SALINES FORTES
DE
LA MOTTE-LES-BAINS
PRÈS GRENOBLE (ISÈRE).

—⧫—

ÉTUDES CLINIQUES,

Par H. BUISSARD,

DOCTEUR EN MÉDECINE DE LA FACULTÉ DE PARIS, INSPECTEUR DES EAUX THERMALES
DE LA MOTTE-LES-BAINS, MEMBRE DE LA SOCIÉTÉ DE STATISTIQUE
DU DÉPARTEMENT DE L'ISÈRE, MEMBRE CORRESPONDANT
DE LA SOCIÉTÉ D'HYDROLOGIE MÉDICALE DE PARIS.

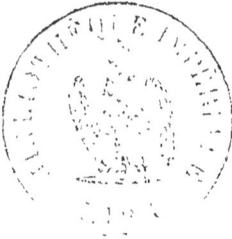

> Cette classe (les Eaux chlorurées) est de toutes la
> plus homogène et celle qui est le mieux caractérisée
> par sa composition chimique comme par ses effets
> thérapeutiques. Il suffit de les citer pour réveiller
> l'idée des eaux les plus puissantes et exerçant sur
> l'économie l'action la plus énergique.
> *(Annuaire des Eaux de la France pour 1851,*
> IIe partie, 1re livraison, pag. 340).

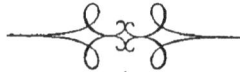

—❦—

GRENOBLE,
IMPRIMERIE DE PRUDHOMME, RUE LAFAYETTE, 14.
—
1854.

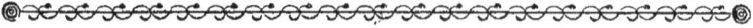

AVERTISSEMENT.

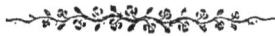

PUBLIER, sur chacune des maladies que, depuis douze ans, je traite à la Motte, une série de faits cliniques assez bien observés et en nombre assez grand pour qu'on puisse juger et apprécier la valeur thérapeutique des eaux de la Motte dans ces mêmes maladies, tel est le but que je me propose. Je m'abstiendrai même de toute réflexion et de toute considération touchant le mode d'action des eaux, jusqu'à ce que j'aie fait connaître toutes les observations qui doivent servir de base à cette partie de mon travail. Je serais d'ailleurs, si j'appréciais l'action des eaux après chaque groupe de maladies, entraîné dans des redites dont le moindre inconvénient serait d'être inutiles.

Je n'ai pas l'intention de suivre un ordre nosologique et encore moins d'en créer un ; la seule réflexion que les eaux thermales ne sont pas une panacée universelle, suffira pour me justifier à cet égard. J'aurais pu et dû peut-être commencer par les rhumatismes, qui sont les maladies les plus fréquentes et les plus sûrement guéries ou amendées par les eaux thermales et salines fortes, ou par les maladies des articulations, ou encore par les affections du système lymphatique, dont elles sont, à coup sûr, le remède le plus efficace. Cependant j'ai commencé par les maladies de l'axe cérébro-spinal; l'action bien connue et toute spciaéle des eaux thermales et salines fortes dans ce genre d'affections, l'influence du système nerveux sur l'organisme entier, les nombreuses sympathies qu'il exerce, son développement si grand chez l'homme, etc., m'ont paru des motifs suffisants pour m'occuper, en premier lieu, des maladies des centres nerveux.

J'ai cru devoir placer, en tête de cet écrit, un aperçu succinct sur la situation topographique de l'Etablissement thermal, et sur les conditions hygiéniques qui en découlent, et indiquer la température, les propriétés physiques et la composition chimique des eaux minérales[1].

[1] Pour plus de détails, consulter les écrits suivants : *Notice sur les eaux de la Motte-Saint-Martin*, par M. V. Bally. Grenoble, 1841.—*Eaux thermales de la Motte-les-Bains*, par le même. Paris, 1844. — *Guide du baigneur aux eaux thermales de la Motte-les-Bains*, par Dorgeval-Dubouchet. Paris, 1849. — Mon *Essai thérapeutique et clinique sur les eaux thermales et salines de la Motte*, Grenoble, 1842. — Et mes *Clinique des eaux de la Motte-les-Bains*. Grenoble, 1843 et 1844.

EAUX

THERMALES ET SALINES FORTES

DE

LA MOTTE-LES-BAINS

PRÈS GRENOBLE (ISÈRE).

ÉTUDES CLINIQUES.

I.

Les médecins attachent le plus grand prix au choix des localités lorsqu'ils déplacent les malades : le changement d'air est pour moitié dans leurs espérances ; l'atmosphère des villes est partout la même, on y suffoque l'été : alors on fuit dans les champs pour respirer ; si les plaines ne suffisent pas, on place sa tente sur les hauteurs. *Quid faciamus Romæ?* Ce refrain d'Horace trouve partout son écho, à Paris comme à Rome, à Lyon comme à Marseille, etc.

V. BALLY.

Les montagnes escarpées, les vallées étroites et profondes, les torrents, les forêts de sapins, les aspects pittoresques, en un mot, ne sont-ils pas le complément indispensable des Eaux thermales?

J'aime qu'un pays de bains soit exclusivement consacré à sa spécialité, et je ne me sens nullement attiré par une ville dont les rues sont marchandes et ressemblent à celles de toutes les autres villes : c'est le reproche que je fais à Bourbonne et à Aix-la-Chapelle.

Dr DONNÉ.

Topographie. — Située au sud de Grenoble et à 32 kilomètres de cette ville, la vallée de la Motte est une des plus pittoresques des Alpes dauphinoises : inclinée de l'est à l'ouest et défendue contre les vents du nord par la haute montagne de Monteynard, elle a la forme d'un vaste amphithéâtre hérissé de mamelons couverts de forêts, de

riches moissons et de vertes prairies. De son aurore à son coucher, c'est-à-dire, de quatre heures et demie du matin à sept heures du soir, pendant la saison des bains, le soleil l'inonde sans interruption de ses vivifiants rayons. Aussi, malgré l'élévation de ce pays au-dessus du niveau de la mer (475 mètres), la vigne et le mûrier y sont cultivés avec succès ; aussi les variations de la température n'y sont jamais ni bien brusques ni bien considérables. Sur ce sol accidenté, on ne trouve pas d'eau stagnante, mais des ruisseaux précipitant leurs eaux à la manière des torrents. Enfin, comme l'a dit M. V. Bally[1] : « Il y a ceci de remar-
» quable que les rosées y sont si peu abondantes, l'hu-
» midité s'y fait si peu sentir, que les malades peuvent s'y
» promener impunément lorsque le soleil est sous l'hori-
» zon. » L'Etablissement de la Motte-les-Bains est placé au centre de ce vallon, remarquable par sa végétation, son élévation au-dessus du niveau de la mer, l'absence de toute humidité, l'égalité de sa température, le régime de ses cours d'eau et son exposition aux rayons du soleil. Il serait difficile, comme on le voit, de trouver un pays présentant la réunion de conditions hygiéniques aussi heureuses et aussi favorables aux malades.

Eaux thermales. — L'eau de la Motte est sans odeur et d'une limpidité parfaite ; sa saveur est légèrement salée avec un arrière-goût de sels magnésiens. Sa pesanteur spécifique est de 1010,929^{mm}. Sa température, à la source, est de 60° centigrades. Enfin, elle est à réaction alcaline.

Les eaux de la Motte ont été souvent analysées depuis le milieu du XVIII° siècle : mais l'analyse la plus complète est celle qui fut faite, en 1844, au nom de l'Académie royale de médecine, par M. O. Henry.

---

[1] *Notice sur les eaux de la Motte-Saint-Martin*, 1841.

ANALYSE.

	Source du Puits.	Source de la Dame.
	Sur 1,000 g. 00	Sur 1,000 g. 00
Carbonate de chaux) primitivement à (— de magnésie. (l'état de bi-sels) ..	0,80	0,64
Acide carbonique.......................	quantité indéterminée.	
Sulfate de chaux........................	1,65	1,40
— de magnésie.....................	0,12	0,10
— de soude anhydre	0,77	0,67
Chlorure de sodium.....................	3,80	3,56
— de magnésium...................	0,14	0,12
— de potassium....................	0,06	0,05
Bromure alcalin........................	0,02	traces sensibles.
Iodure alcalin[1]	traces sensibles.	Id.
Silicate d'alumine......................	0,02	0,05
Crénate et carbonate de fer..............	0,02	0,014
Manganèse	traces.	traces.
Arsénic probablement à l'état d'arsénite de fer[1]	traces.	traces.
Eau...................................	992,60	993,396

[1] La présence de l'iode avait échappé à l'habile chimiste de l'Académie, et il n'avait pas recherché celle de l'arsenic. C'est M. H. Breton et moi, qui, par des expériences consignées dans la *Gazette médicale de Lyon*, numéro du 31 mai 1851, avons constaté l'existence de ces deux corps dans l'eau de la Motte.

II.

« Les maladies les plus ordinaires qui condui-
saient autrefois aux eaux de la Motte, étaient les
apoplexies et les paralysies. »

*(Manuel à l'usage des personnes qui vont aux eaux
de la Motte, par P. B...., Grenoble, 1815).*

Connus depuis plusieurs siècles et même des Romains,
les thermes de la Motte jouissent, depuis un temps immé-
morial, de la réputation de guérir les paralysies. Il me
suffira, pour le prouver, de transcrire ici quelques pages
d'un opuscule publié en 1662, par Pierre de Vulson, sieur
des Grands-Prés, docteur en médecine, etc.[1]. Elles seront
d'ailleurs une introduction parfaitement appropriée aux observations qui vont suivre.

« Pour donc diuulguer ce que j'en connois depuis plus
» de soixante ans, par les preuues qu'en ont fait aucuns
» de mes plus proches parents sur leurs personnes.... En
» l'année 1608, vn mien nepveu, âgé de dix ans, auquel
» par négligence, on auoit laissé clorre vn cauterre.... ce
» qui luy causa vne éthargie de cinq jours, au bout des-
» quels les humeurs s'estans subtilisées et eschauffées,
» ruisselans sur les nerfs, luy induisirent vne paralysie
» vniuerselle sur tous ses membres et sur la langue, qui
» luy osta la parole, auec vn croizement de bras, et entor-

---

[1] *Des bains ou eaux chaudes de la Motte-d'Aveillans*, etc., par P. de
Vulson. Grenoble, André Calle, imprimeur-libraire, 1662.

» tillement de cuisses, et de jambes, et aussi vn arthritif
» ou goutte générale, n'y ayant article sur luy qu'il ne
» plaignit.... Je luy fis faire les apozemes resoluës entre
» nous, desquelles ayant vsé dix ou douze jours, et les
» bains de la Motte s'estant rendus bons, j'y enuoyay
» mondit neveu, qui, dans le deuxième bain, parla dis-
» tinctement, et marcha plusieurs pas presque seul ; après
» quoy on le baigna et goussa[1] quelques jours, selon sa
» portée. Ayant toûjours depuis esté sain, gaillard et vail-
» lant, et venu mourir en sa maison, estant de retour de
» *Palme*, où il auoit glorieusement possédé la charge de
» sergent major au régiment de monsieur de Monclar. »
  « Je diray encor brièvement quatre exemples assez ré-
» cens de ses vertus, parmy vn milliers d'autres.... »
  « Vn mien fils, agé de quelques douze années, assis sur
» le bord du bas de son lict, assez haut...., tomba la
» teste la première a la renuerse, frappa de l'occiput, dont
» il perdit le marcher pour deux années (quoy que l'on y
» sceut faire) qu'il recouura dans sept ou huit jours ausdits
» bains, où je le transportay de la ville de Dye. »
  « Et l'accompagnay d'vne damoiselle de lad. ville, agée
» de vingt ans, qu'vn grand chien passant tout courant en-
» tre ses jambes, luy fit prendre si grande cheute, qu'elle
» perdit du tout le marcher ; pour lequel recouurer, elle
» auoit esté six années de suite aux bains de Digne, qui ne
» luy auoient de rien servy ; et dans huit jours elle com-
» mença à marcher auec vn petit baston aux bains de la
» Motte, d'où bien tost après je la renuoyay chez elle,
» reprenant ses forces de jour à autre. »
  « Il sembleroit suffire de ce qui est dit desd. bains
» pour les admirer ; mais je croy qu'en adjoustant icy deux
» autres exemples plus récens que ceux-là, je ne seray
» pas censuré. Monsieur le président de S. André, défunt,

---

[1] On disait alors gousser ou doucher.

» estant tombé au long des degrez de sa maison, la teste
» la première, de la quelle et de son espaule ayant heurté
» la muraille, estoit tombé en *hemiplegie*; sur la quelle
» voulant consulter, il me fit l'honneur de me faire appe-
» ler, en la compagnie de trois ou quatre de nos docteurs
» médecins de ce collége, lesquels ayant aggréé ma propo-
» sition, d'enuoyer ledit Seigneur aux bains de la Motte
» pour l'y gousser principalement ; cela fut executé, et le
» dit Seigneur fut guery, quoyque bien agé, comme l'on
» l'a veu long-temps auant sa mort. »

On regrette que P. de Vulson n'ait pas laissé un plus
grand nombre d'observations, et surtout plus détaillées,
quand on considère les effets vraiment merveilleux que les
eaux de la Motte ont produits sur ses quatre malades, et
quand on songe, comme il le dit, qu'il a choisi entre
mille. L'observation du président de Saint-André ne saurait laisser le moindre doute, il y a eu hémiplégie par
épanchement. Le fils de Vulson et la jeune fille de Die
sont des exemples non équivoques de paraplégie, suite de
lésion de la moelle épinière. Quant à son neveu, la paralysie générale, la perte de la parole, les contractures des
membres, et sa guérison si prompte et surtout si entière,
me font penser qu'il y a eu chez ce malade apoplexie séreuse sans lésion de la substance cérébrale.

OBSERVATIONS.

HÉMIPLÉGIE DU COTÉ GAUCHE.

Première Observation. — 1841. — M. T......, de Châteauneuf-de-Chabres (Hautes-Alpes), propriétaire, âgé de 59 ans, d'un tempérament sanguin-nerveux et d'une forte constitution, a toujours été porté à la mélancolie. Non vacciné, a eu la variole dans son enfance, et plusieurs fois la fièvre intermittente, endémique dans la partie de la Provence qu'il a habitée jusqu'à l'âge de 10 ans. Il lui était resté un état général de langueur et une difficulté pour digérer qui ne lui permettait de n'user que de certains aliments; état qui dura jusqu'à l'âge de 26 ans. Depuis cette époque, sa santé fut toujours bonne. En 1838, un violent orage le surprit au milieu de la campagne; ayant alors voulu gravir un tertre, il sentit dans la jambe droite une douleur vive qu'il crut d'abord avoir été produite par une pierre lancée avec force; mais il fut bientôt détrompé, et, à la place du trou qu'il s'attendait à trouver à sa jambe, il aperçut, dit-il, au-dessous du mollet, une dépression bien marquée, mais la peau parfaitement intacte. On l'aida à regagner son domicile. (*Sangsues, repos, vésicatoires et bains de Baréges.*) Il vint prendre les Eaux de la Motte en 1839 et 1840, et ce ne fut qu'après ces deux ans qu'il recouvra le complet usage de ce membre.

Le 4 mars 1841, il s'exposa pendant quelques heures à un froid intense. Revenu chez lui, il se mit près d'un feu très-vif; à peine y était-il depuis un quart d'heure environ, qu'il se sentit pris d'un violent frisson. Il se jeta alors sur son lit, et s'endormit. Quelques heures après, une domestique l'ayant réveillé, il voulut descendre de son lit, mais ses membres gauches étaient paralysés et il tomba de ce côté. On le coucha, et le lendemain il put se lever et marcher, mais il sentait dans les membres gauches un fort engourdissement qu'il attribuait à une crampe. Le soir de ce jour, la paralysie du mouvement fût complète dans tout ce côté. (*Sangsues, vésicatoires.*) Il resta deux mois, dit-il, sans pouvoir exécuter le moindre mouvement avec les membres du côté gauche. À partir de ce moment, le membre inférieur commença à recouvrer un peu de motilité, et chaque jour apportait un peu d'amélioration. En juin 1841, il se présente à la Motte dans l'état suivant :

Les organes de la circulation, de la respiration et digestifs ne présentent rien d'anormal. La miction n'a jamais été gênée et les fèces sont rendues facilement. La parole n'est nullement embarrassée, la commissure labiale droite se dévie un peu plus dans le rire et dans l'action de parler que la commissure gauche, mais dans le repos toutes les deux paraissent égales. Pas de déviation de la langue. Il ne peut soulever le membre inférieur, ni se soutenir sur lui seul, aussi ne peut-il monter à cheval. Cependant il peut marcher à l'aide d'un seul bâton, mais la pointe du pied traîne sur le sol, et il marche en fauchant. Le bas de la jambe présente un peu d'enflure. Le bras est encore entièrement paralysé du mouvement, sa main est œdématiée, et il ressent une douleur assez vive dans l'articulation de l'épaule. La sensibilité et la nutrition, dans les parties paralysées, paraissent n'avoir reçu aucune atteinte.

Dans une première saison, M. T....... prit quatorze douches générales de 46 à 48° cent., suivies d'emmaillottement dans la couverture de laine, mais il ne prit pas de bains et ne se plongea jamais dans l'eau qui avait servi à le doucher. Il but une verrée d'eau minérale chaque matin. Après ce premier traitement, le membre inférieur avait recouvré tous ses mouvements, et assez de force pour permettre au malade de marcher sans canne et de monter à cheval. Le bras n'avait obtenu encore que peu d'amélioration.

Revenu en 1842, M. T.... est à peu près dans l'état où il a quitté les Eaux en 1841.

Il prend, comme l'an passé, une verrée d'eau minérale chaque matin, et 16 douches générales, suivies de transpirations médiocres dans la couverture de laine. Ce second traitement lui rendit la force dans le membre inférieur, et le supérieur reprit tous ses mouvements, mais resta encore bien faible.

Enfin, en 1843, M. T.... revint à la Motte ne se plaignant plus que d'un peu de faiblesse dans les membres jadis paralysés. Douze douches qu'il prit encore comme les années précédentes, achevèrent sa guérison.

HÉMIPLÉGIE DU COTÉ DROIT.

Deuxième Observation.—1843. — M. D...., de Murinais (Isère), 44 ans, cocher, d'un tempérament bilioso-sanguin, d'une forte constitution, ne se rappelle pas, dit-il, avoir eu de maladie sérieuse. Il y a quinze mois, ses chevaux s'emportèrent, il fut précipité de son siége, et, embarrassé dans les rênes, traîné pendant plus de cinquante pas, une des roues de la voiture lui passa sur le tiers inférieur de la jambe droite et lui fractura le péroné : lorsqu'on le releva, il était meurtri, déchiré, et avait le côté droit paralysé du mouvement et du sentiment ; la langue, le gros intestin et la vessie l'étaient également, et il était sourd de l'oreille droite. (*Saignées, purgatifs, lavements, etc.*) On fut obligé de le sonder pendant les quinze premiers jours, mais peu à peu la paralysie diminua, et il vint à la Motte en août 1843.

ETAT ACTUEL. — Teint coloré, embonpoint médiocre ; le membre inférieur a recouvré en partie la liberté de ses mouvements, et en partie le sentiment; aussi le malade peut-il faire quelques pas à l'aide d'un bras ou d'une canne. Cependant le gros orteil droit est encore entièrement paralysé du mouvement, et son pied, toujours froid, traîne sur le sol quand il marche. Le bras n'a repris qu'en partie le mouvement, et la main est encore privée du mouvement et du sentiment; aussi ne peut-il saisir aucun objet, et n'a-t-il pas la conscience de ceux qu'on lui fait toucher. Sa parole est embarrassée, et sa langue se dévie à droite ; les urines ne sont rendues qu'avec difficulté ; enfin il entend à peine de l'oreille droite.

D... a bu chaque matin six à sept verrées d'eau minérale, qui n'ont eu aucune influence appréciable sur les selles et sur la quantité des urines; il a pris un bain à 36° et sept douches générales de 45 à 46° cent.; il est resté deux à cinq minutes dans le bain après chaque douche, et a été enveloppé ensuite dans une couverture de laine où il a eu d'abondantes transpirations. A la fin de ce traitement, il lui est venu une éruption vésiculeuse sur les bras, dans le sens de la flexion.

A son départ de l'Etablissement, le membre supérieur avait recouvré le sentiment et le mouvement; aussi pouvait-il saisir les plus petits objets, mais cette partie du corps était encore bien faible. Le pied avait repris sa chaleur normale et était bien moins œdématié, mais traînait encore sur le sol en marchant. Le gros orteil ne paraissait avoir subi aucune modification dans son état. La langue n'était plus déviée, et la parole était plus nette et plus facile; il entendait bien mieux de l'oreille droite, et il rendait plus facilement ses urines.

Revenu en juillet 1845 à la Motte, M. D... m'apprend qu'après avoir quitté les Eaux, sa guérison fit chaque jour de rapides progrès et que deux mois ne s'étaient pas écoulés qu'il jouissait déjà de toutes ses facultés et de toute sa force aussi bien qu'avant son accident. Une seule lésion existait encore, c'était la paralysie du gros orteil et l'engourdissement de la jambe, au-dessous de la fracture du péroné par la roue de la voiture, lésion qui était le résultat de l'écrasement des parties molles et des nerfs de cette région. Il se plaignait aussi d'inappétence due à un état saburral des premières voies.

M. D.... prit un bain à 35° cent. et vingt douches générales de 45 à 48° cent., suivies d'emmaillottement et d'abondantes transpirations. Il but, chaque matin, de huit à quinze verrées d'eau minérale qui eurent une action diurétique bien prononcée, mais nulle sur les garde-robes.

Sous l'influence de ce traitement, l'état saburral disparut, l'appétit revint, et le pied et la jambe droite reprirent en grande partie le sentiment et la force. Il était guéri.

HÉMIPLÉGIE DU COTÉ DROIT.

Troisième Observation. — 1847. — M. M....., de Grenoble, 57 ans, veuf, menuisier, d'un tempérament nerveux-sanguin, d'une constitution un peu détériorée, a eu, dans son enfance, des éruptions croûteuses du cuir chevelu. Il a eu, il y a quatre ans, une inflammation d'entrailles, dit-il, qui dura près d'une année. Il a été toute sa vie sujet à des céphalalgies. Le 5 avril 1847, il prit, au milieu de la nuit, une attaque d'apoplexie qui lui paralysa le côté droit. Quelques jours avant, il avait ressenti des fourmillements dans les extrémités des membres de ce côté du corps. (*Saignées, vomitifs, purgatifs, frictions ammoniacales, etc.*)

Le 23 juin, il arrive à la Motte dans l'état suivant :

Maigreur prononcée, faciès hébêté ; le côté droit de la face ne présente pas les rides qu'on remarque du côté gauche ; l'aile droite du nez est tombante, et se porte tantôt en dehors, tantôt en dedans, suivant que le malade exécute les mouvements d'expiration ou d'inspiration. La commissure labiale gauche est fortement tirée en dehors, et la langue se dévie du même côté. La parole est embarrassée. Le membre supérieur est encore entièrement paralysé du mouvement, l'inférieur a recouvré un peu de sa motilité et de sa force ; aussi peut-il faire quelques pas avec un bâton et en traînant le pied sur le sol. Le sentiment est conservé. La défécation et la miction, quoique difficiles, sont encore possibles et volontaires. Les sens sont intacts. Sous tous les autres rapports, sa santé est satisfaisante.

Je lui ai fait boire, chaque matin, cinq à six verres d'eau minérale, qui l'ont fortement purgé à trois reprises différentes, et qui ont entretenu habituellement la liberté du ventre. Il a pris six bains de 35 à 37° centigr., dans lesquels il est resté de trois quarts d'heure à une heure ; il a reçu vingt-six douches générales de 45 à 48° centigr., suivies de l'immersion du corps dans l'eau de la douche pendant quatre à cinq minutes, et d'abondantes transpirations par l'emmaillôttement. Ce traitement a été suivi d'un résultat si heureux, que chaque jour le malade reprenait le mouvement et la force à un point tel, que, les derniers jours, il a pu se servir du rabot et du marteau, et se livrer un peu aux travaux de sa profession.

Revenu en 1848, M.... n'a gardé de sa paralysie qu'un peu de faiblesse dans les parties atteintes, et un tremblement dans le bras lorsqu'il le lève et l'abaisse avec force pour frapper avec son marteau.

Il prend encore, cette année, six bains et vingt-cinq douches, et cinq à six verres d'eau minérale comme l'année précédente, et il quitte l'établissement ne conservant plus qu'un peu du tremblement dont j'ai parlé.

HÉMIPLÉGIE DU COTÉ GAUCHE.

Quatrième Observation.—1845.—M. B...., du Bourg-d'Oisans (Isère), notaire, âgé de 35 ans, d'un tempérament lymphatico-nerveux et d'une bonne constitution, a été vacciné et n'a pas eu la variole. Il n'a eu, dit-il, qu'une maladie sérieuse, en 1827, espèce de fièvre qui le retint un mois au lit, mais qu'il ne peut me spécifier. Le 7 avril 1845, M. B...., sentit tout à coup et sans cause connue un engourdissement dans les bras et jambe gauches; il se mit à marcher, et cet engourdissement parut d'abord se dissiper; mais, un quart d'heure après, le même phénomène se manifesta de nouveau, et, ne pouvant plus se soutenir, on le transporta sur son lit. Il avait le côté gauche paralysé du mouvement. *(Saignées générales et locales, révulsifs, strychnine, séton au cou, etc.)*

Le 1er juillet de la même année, il arrive à la Motte dans l'état suivant : embonpoint médiocre, les organes de la respiration et de la circulation ne présentent rien d'anormal. Les sens sont intacts. Sa parole est embarrassée, il lui arrive souvent de ne pouvoir trouver ses mots ; sa langue se dévie fortement à gauche, la commissure labiale, du même côté, est immobile, aussi ne peut-il qu'à grand'peine retenir sa salive, et se mord-il souvent la joue en mangeant. Son regard est dur, presque méchant ; son intelligence est bien affaiblie et surtout la mémoire ; son esprit est inquiet, et il querelle à chaque instant les êtres qu'il a le plus aimés.

Le membre supérieur est encore entièrement paralysé du mouvement; l'inférieur a recouvré une partie de sa motilité et de sa force, aussi peut-il faire quelques pas sur un sol uni, en jetant le pied et le traînant sur la terre. Le gros intestin est encore paralysé ; la vessie ne l'a pas été. Le sentiment n'a pas été lésé.

M. B.... boit, chaque matin, quatre verres d'eau minérale, qui ont provoqué environ deux selles demi-liquides toutes les vingt-quatre heures. Il a pris un bain à 36° centig. et onze douches générales de 42 à 46° centig., suivies de l'immersion du corps, pendant deux à trois minutes, dans l'eau de la douche, et de transpirations, médiocres d'abord, mais plus abondantes les derniers jours, par l'emmaillottement dans la couverture de laine. A son départ, ce malade avait recouvré en grande partie l'usage du membre inférieur ; aussi pouvait-il marcher facilement et même monter et descendre des escaliers, ce qui lui était impossible à son arrivée. Son bras est toujours paralysé du mouvement, mais il sent sa main plus chaude et plus lourde. La langue est moins déviée, la parole plus facile, et il n'a plus besoin de lavement pour aller à la garde-robe. Il y a, chez ce malade, une amélioration bien marquée.

M. B.... revint à la Motte en juillet 1847. Il me dit alors qu'après son départ des eaux, son état avait continué à s'améliorer; que le bras avait recouvré peu à peu le mouvement, et qu'il pouvait un peu s'en servir; que le membre inférieur avait pris beaucoup de force, etc., et que cette amélioration avait été grandissant pendant deux mois, mais qu'à dater de cette époque, son état était resté stationnaire. En 1846, il alla prendre les eaux d'Aix en Savoie, dont il ne retira, dit-il, que fort peu de soulagement.

Je lui fis boire quatre à cinq verres d'eau minérale chaque matin, qui eurent sur les selles une action encore plus marquée que la première fois ; il prit un bain à 36° centig. et quatorze douches générales de 44 à 47° centig., qui provoquèrent d'abondantes transpirations.

M. B.... quitta l'Etablissement n'éprouvant plus que de la faiblesse dans les membres jadis paralysés, surtout dans le bras, et ayant recouvré la parole et l'intégrité de son intelligence.

Une circonstance que je ne dois pas omettre, vient ajouter à l'intérêt que cette observation a par elle-même, c'est qu'il y avait, chez ce malade, prédisposition héréditaire aux attaques d'apoplexie, car j'appris que plusieurs de ses parents en avaient eus, et son frère mourut d'apoplexie foudroyante en 1845, pendant que M. B.... était à la Motte.

HÉMIPLÉGIE DU COTÉ GAUCHE.

Cinquième Observation. — **1843.** — Mme L. R...., de Grenoble (Isère), tailleuse, âgée de 49 ans, veuve, a fait sept enfants, le dernier il y a dix-huit ans ; couches heureuses. Réglée à 14 ans et régulièrement, excepté à l'âge de 18 ans où elle eut une suspension de trois mois, la menstruation a cessé depuis huit mois. Elle a eu la fièvre intermittente tierce il y a dix-neuf ans. Enfin, il y a huit ans, Mme R.... fut prise d'une céphalalgie très-douloureuse, qui dura quatre à cinq mois, et se termina par la paralysie du bras droit, paralysie qui lui rendit impossible l'usage de ce membre. Après plus d'un an de traitement, la malade commençait à peine à pouvoir se servir de son bras, lorsqu'elle fut paralysée de tout le côté gauche. Après avoir, pendant quatre ans, épuisé toutes les médications usitées, Mme R.... alla à Aix en Savoie, où elle prit dix-huit bains ou douches, qui lui donnèrent la possibilité de faire quelques pas avec un bâton. L'année suivante, c'est-à-dire en 1842, elle y prit encore quinze bains ou douches, qui ne lui procurèrent, dit-elle, aucune amélioration. Enfin, en 1843, elle arrive à la Motte dans l'état suivant :

Tempérament bilioso-sanguin, constitution bonne, embonpoint médiocre ; les organes respiratoires, circulatoires et génito-urinaires, ainsi que les voies digestives, ne présentent rien d'anormal. Elle y voit bien moins de l'œil gauche, et la pupille est resserrée, celle de l'œil droit paraît au contraire dilatée. Elle souffre dans le bras lorsqu'elle veut l'éloigner du corps, ce qu'elle ne peut faire qu'à un faible degré ; l'avant-bras est plié à angle droit sur le bras, position à laquelle il revient toujours, soit qu'on l'étende, soit qu'on le plie de force, ce qui est possible. La main et les doigts sont encore entièrement paralysés du mouvement, et elle ne peut imprimer aucun mouvement à l'articulation du poignet. Le pied gauche et les doigts sont privés de tout mouvement volontaire, et elle ne peut fléchir la cuisse sur le tronc, ni la jambe sur la cuisse ; cependant elle peut marcher avec l'aide d'une canne, et lorsqu'elle soulève et porte le membre paralysé en avant pour faire un pas, le pied se tourne en dedans et il semble qu'elle va marcher sur la malléole externe. La sensibilité est conservée, ainsi que l'intelligence.

Elle a bu deux à trois verres d'eau minérale chaque matin, qui n'ont pas eu d'influence appréciable sur les selles ni sur les urines. Elle a pris trois bains de 35 à 37° centig. et sept douches générales de 45 à 47° centig., suivies de quatre à six minutes d'immersion dans l'eau de la douche et de transpirations médiocres par l'emmaillottement. Elle ne paraissait pas avoir reçu de soulagement à son départ ; le réseau veineux superficiel était seulement plus apparent qu'à son arrivée, dans les parties paralysées.

Revenue à la Motte trois ans après, en 1846, la malade me dit que peu à peu son bras avait recouvré un peu de motilité, et que le membre inférieur pouvait mieux la supporter. Mais elle se plaignait de douleurs dans les muscles paralysés. Son pied, qu'elle soulève bien au-dessus du sol en marchant, se tourne encore en dedans, et sa main est encore pour elle un membre inutile..

Elle but cinq à six verres d'eau minérale chaque matin, qui ont eu trois fois, pendant son séjour, un effet purgatif très-prononcé. Elle a pris un bain à 36° centig., et douze douches générales comme la première fois, mais qui ont provoqué de plus abondantes transpirations, surtout dans les parties paralysées. Après ce traitement, les mouvements du bras étaient plus étendus, et la marche plus assurée.

J'ai, depuis lors, rencontré souvent la malade ; elle marche facilement et longtemps, mais toujours son pied se porte en dedans. Quant à son bras, c'est à peine si elle peut tenir un objet qui ne soit ni trop lourd ni trop petit.

HÉMIPLÉGIE DU COTÉ DROIT.

Sixième Observation. — 1843. — M. O...., de Lyon, âgé alors de 34 ans, marié, négociant, d'un tempérament sanguin-bilieux, d'une forte constitution, n'a jamais eu, dit-il, d'autre maladie qu'une blennorrhagie dans sa jeunesse. Après l'inondation de Lyon en 1840, M. O.... rentra dans ses magasins immédiatement après le retrait des eaux, et c'est là, d'après son médecin, la cause de l'attaque dont il a été victime. Cependant cette attaque n'eut lieu que bien plus tard. Il y a quatorze mois, me dit-il, après un repas où il avait bu un peu plus que d'habitude, il se mit en diligence : en descendant de voiture, il s'aperçut que sa jambe droite ne pouvait plus le supporter ; quatre jours plus tard, le bras du même côté fut paralysé du mouvement ; la langue le fut aussi

2

au point, qu'il ne pouvait presque plus se faire comprendre : l'hémiplégie était complète. (*Saignées, vésicatoires, séton, électricité, etc.*) Il prit, l'an passé, quinze douches à Aix en Savoie, après lesquelles il y eut un mieux bien marqué.

Venu à la Motte en juillet 1843, M. O.... est dans l'état suivant :

Embonpoint assez prononcé, teint haut en couleurs, commissure labiale un peu déviée à gauche ; la langue n'offre presque plus de déviation ; la parole, un peu lente et embarrassée, est pourtant assez nette ; la main droite enfle le jour, et les doigts sont encore privés du mouvement ; mais tous les mouvements qui se passent dans l'articulation du coude et dans celle de l'épaule sont devenus possibles. Les doigts du pied droit sont encore paralysés du mouvement, mais le reste du membre jouit en grande partie de sa motilité ; aussi le malade peut-il un peu marcher avec l'aide d'une canne. Le sentiment est conservé, les facultés intellectuelles sont intactes. Sous tous les autres rapports, sa santé est parfaite.

M. O.... a bu un verre d'eau minérale chaque matin, qui n'a pas eu d'influence appréciable sur les selles ni sur les urines. Il a pris deux bains à 35° centig., et quatorze douches générales de 45 à 48° centig., suivies de fortes transpirations par l'emmaillottement. Après la sixième douche, il a eu la fièvre thermale avec céphalalgie et douleur brûlante le long du rachis ; cette fièvre a duré deux jours, après lesquels il a pu reprendre son traitement.

A son départ, M. O.... avait plus de force, et les mouvements étaient plus étendus.

Revenu à la Motte en 1844, M. O.... me dit que son état s'était bien amélioré encore après les Eaux : ainsi la parole est redevenue complétement libre, la main n'enfle plus, et les doigts, ainsi que ceux du pied, ont repris le mouvement, mais les parties malades sont encore bien faibles.

Il ne prit, cette année, que cinq bains à 35-37° centig., et six douches générales, comme l'année précédente. Ce traitement si court amena cependant un mieux très-marqué, car, les derniers jours, M. O.... montait à cheval, faisait souvent de longues courses à pied, et se servait de sa main aussi bien qu'avant, disait-il ; mais elle était encore en grande partie privée de sa force première.

HÉMIPLÉGIE DU COTÉ DROIT.

Septième Observation. — 1846. — Rose B..., de la Murette (Isère), 44 ans, réglée à 15 ans, et toujours régulièrement depuis, a fait huit enfants ; le dernier, il y a cinq ans, couches heureuses, ainsi que leurs suites ; elle ne se rappelle pas avoir eu d'autre maladie qu'une inflammation d'entrailles, dit-elle, il y a un an. Le 1er août 1845, elle se réveilla le côté droit paralysé du mouvement et la parole perdue ; le sentiment était conservé. (*Saignées, purgatifs, vésicatoires, etc.*)

Le 20 août 1846, elle arrive à la Motte dans l'état suivant :

Tempérament sanguin, constitution médiocre, les battements du cœur sont forts, sourds, avec un léger bruit de râpe au premier temps. Les organes respiratoires et les voies digestives ne présentent rien d'anormal. La vessie et le gros intestin n'ont pas été atteints par la paralysie. La moitié droite de la face est paralysée du mouvement, et la moitié gauche semble déviée dans ce dernier sens, surtout la commissure labiale. Les sens n'ont rien perdu de leur intégrité. La langue n'est plus déviée ; cependant elle ne peut encore prononcer que quelques mots avec peine et lenteur. L'intelligence paraît conservée. Le bras est encore entièrement paralysé du mouvement. Le membre inférieur a repris assez de force et de motilité, pour lui permettre de faire quelques pas sur un sol uni et à l'aide d'une canne.

Elle but trois à quatre verres d'eau minérale chaque matin, qui ont eu un effet diurétique prononcé et parfois un peu laxatif. Elle a pris cinq bains de 35 à 37° centig., quatorze douches générales de 42 à 45° centig., suivies de l'immersion du corps dans l'eau de la douche, et de transpirations assez abondantes par l'emmaillottement dans la couverture de laine.

A son départ des Eaux, elle s'exprimait plus facilement, pouvait un peu mieux se servir de sa jambe, et écartait un peu le bras du corps. Revenue à la Motte en 1847, Rose B... a repris assez de force dans le membre inférieur droit, pour pouvoir marcher sans soutien. Sa parole est aussi un peu plus libre.

Elle but trois à quatre verres d'eau minérale par jour, et prit trois bains et quinze douches générales, comme l'année précédente.

Ce second traitement amena un mieux bien marqué dans le membre inférieur et dans la parole ; mais le bras resta à peu de chose près dans le même état.

HÉMIPLÉGIE DU COTÉ GAUCHE.

Huitième Observation. — 1846. — La fille C..., de la Grande-Chartreuse (Isère), se livrant habituellement aux travaux de la campagne, âgée de 26 ans, d'un tempérament lymphatico-sanguin, d'une assez bonne constitution, réglée à 18 ans et régulièrement, n'avait, dit-elle, jamais été malade, lorsqu'il y a six ans, la menstruation fut subitement supprimée par une vive frayeur. A dater de cette époque, cette fonction ne se rétablit point, et la malade fut tourmentée par une céphalalgie presque incessante.

Un an s'était à peine écoulé, qu'elle fut frappée d'une attaque d'apoplexie qui paralysa le côté gauche du corps. (*Saignées du bras répétées souvent, et chaque mois saignée du pied.*) La paralysie du mouvement fut complète, le sentiment fut conservé. La langue fut paralysée et la parole impossible; la mémoire était bien diminuée, et elle était prise d'un sourire continuel quand on lui parlait. Air d'hébétude, etc. Pendant les quatre ans qui ont séparé son attaque de son arrivée aux Eaux de la Motte, il y eut un peu d'amélioration dans son état, comme on en jugera.

Arrivée à la Motte le 26 juin 1846, la malade peut faire quelques pas en traînant le pied sur le sol; mais le membre supérieur est encore entièrement paralysé du mouvement; les membres du côté gauche sont en partie atrophiés, les chairs sont flasques, et il est impossible de percevoir la moindre contraction dans les muscles du bras. Elle peut un peu parler et retenir sa salive; la mémoire est en partie recouvrée, mais elle conserve encore l'air d'hébétude et le rire pour ainsi dire stéréotype dont j'ai parlé.

Elle but chaque matin quatre à cinq verres d'eau minérale qui agirent comme diurétique et léger laxatif. Elle prit deux bains à 36° centig., d'une heure environ chacun, et huit douches générales de 44 à 47° centig., suivies de l'immersion du corps dans l'eau de la douche et de fortes transpirations par l'emmaillottement. Sous l'influence de ce traitement, le bras a pu exécuter la plupart des mouvements, et la jambe a repris de la force; la parole est plus libre et la langue n'est plus déviée. Les menstrues ont reparu aussi abondantes qu'avant son attaque. Le rire existe toujours.

Revenue en 1847, la malade a bien plus de forces, et ses mouvements sont plus étendus et plus faciles, mais la paralysie des muscles extenseurs de l'avant-bras, qui existe encore en grande partie, s'oppose à ce qu'elle puisse librement se servir de sa main. Elle a aussi éprouvé des douleurs dans les membres paralysés. Elle a recouvré entièrement la parole. Elle ne but, cette année, que trois à quatre verres d'eau minérale chaque matin, qui ont suffi pourtant pour la purger les trois ou quatre derniers jours, et ont eu surtout un action diurétique prononcée. Elle a pris deux bains et seize douches générales comme l'année précédente. A son départ, j'ai constaté encore un peu d'amélioration, mais moins marquée que la première année. Je n'ai pu avoir de renseignements ultérieurs.

HÉMIPLÉGIE DU COTÉ DROIT.

Neuvième Observation. — 1845. — M. de T..., de Grenoble (Isère), 65 ans, rentier, d'un tempérament bilioso-sanguin, d'une bonne constitution, a toujours, dit-il, joui d'une bonne santé; mais a eu toujours aussi un penchant au sommeil bien prononcé. Le hasard ayant offert à ses yeux une scène lubrique, il sentit tout à coup un raptus sanguin vers le cerveau, et quelques instants après, il était hémiplégique. (*Saignées, lavements, purgatifs, synapismes, cautère, etc.*) Cinq mois après, il prit les eaux d'Aix en Savoie, dont il retira, dit-il, un peu de soulagement, et en août 1845, il vint à la Motte dans l'état suivant:

Organes respiratoires et circulatoires en bon état. Les voies digestives ne présentent à noter qu'un peu de paralysie du gros intestin, qui rend très-difficile, mais non impossible l'excrétion des fèces. La vessie a éprouvé une légère atteinte de paralysie, atteinte qui se décèle par une envie constante et pénible d'uriner, mais sans rétention ni incontinence. Les sens ont perdu beaucoup de leur exquisivité; la mémoire est affaiblie, et la parole est embarrassée au point, qu'on a beaucoup de peine à comprendre le malade. Le côté droit de la face est tombant, et la commissure labiale gauche est tirée en dehors. La langue est peu déviée à droite. Le bras est entièrement paralysé du mouvement et du sentiment. Le membre inférieur a recouvré un peu le sentiment et assez de motilité pour permettre au malade de faire quelques pas lorsqu'un aide le soutient sous le bras paralysé.

M. de T... a bu chaque matin deux à trois verres d'eau minérale, qui ont agi un peu comme diurétique, mais qui ont plutôt augmenté que combattu la constipation; aussi ai-je cru devoir le purger vers la fin de son traitement. Il a pris un bain à 36° centig., et onze douches générales de 40 à 44° centig., suivies de l'immersion rapide du corps dans l'eau de la douche, et de l'emmaillottement dans le peignoir de laine, qui a provoqué d'assez fortes transpirations. Il a eu pendant toute la durée du traitement un coryza, phénomène qui s'était déjà produit pendant son séjour à Aix. La parole a été bien sensiblement améliorée, mais les parties paralysées n'ont obtenu qu'un amendement bien peu marqué.

J'ai revu bien souvent M. de T... depuis cette époque, et je dois le dire, le traitement thermal n'a eu qu'une bien faible influence sur l'amélioration que le temps a amenée dans son état.

HÉMIPLÉGIE DU COTÉ DROIT.

Dixième Observation. — 1846. — Mme B..., d'Autrans (Isère), âgée de 43 ans, mariée, a fait deux enfants; le dernier, il y a dix-huit mois, couches heureuses. Réglée à treize ans et toujours régulièrement, sauf une suppression qui dura plus de dix mois, à l'âge de 37 ans, elle n'a jamais eu, dit-elle, d'autre maladie que de fréquentes céphalalgies. Il y a dix-huit mois, sans cause appréciable, Mme B... prit la figure enflée, et quelques jours après, elle perdit tout à coup connaissance et eut, pendant vingt-huit heures, des crises violentes avec mouvements énergiques et désordonnés. (*Saignée du bras.*) Il lui resta une grande faiblesse et des saignements par le nez fréquents, mais peu abondants. Il y avait un mois environ qu'elle était dans cet état, lorsqu'elle fut prise au lit d'une attaque qui lui paralysa le mouvement du côté droit; le sentiment resta intact. La face, la langue, les sens, la vessie et le rectum ne furent pas atteints par la paralysie. Les deux membres sont pa-

ralysés du mouvement seulement, et la peau est plus froide et plus dé-
colorée que celle du côté opposé. (*Saignées générales et locales, purgatifs et cautères.*)

ETAT ACTUEL.— Tempérament bilioso-sanguin, constitution médiocre,
battements du cœur assez forts et éclatants, sans bruits anormaux,
pas de palpitations, pouls à 96°. Rien à noter dans les autres appareils.
Elle a recouvré en partie le mouvement dans le membre supérieur,
mais elle ne peut encore s'en servir, tant il est faible; le membre inférieur commence à pouvoir exécuter la plupart des mouvements,
mais avec beaucoup de peine et de lenteur; aussi ne peut-elle encore
marcher. Ces deux membres sont encore, comme je l'ai dit, plus froids
et plus pâles que les autres.

Elle a bu chaque matin cinq à six verres d'eau minérale, qui ont eu,
les premiers et les derniers jours, un effet purgatif assez marqué. Elle
a pris un bain à 37° centig., et douze douches générales de 43 à 46°
centig., suivies de l'immersion du corps dans l'eau de la douche pendant trois à cinq minutes, et de transpirations abondantes par l'emmaillottement. Pendant ce traitement, il y a eu chez la malade une
diurèse marquée, peu de céphalalgie, et pas la moindre tendance aux
congestions encéphaliques. A son départ, ses membres lui paraissaient
moins pesants, les mouvements étaient plus faciles et plus étendus;
elle se servait de son bras et de sa main, et quand elle marchait (ce
qu'elle faisait facilement), son pied ne traînait plus sur le sol à la manière d'un corps inerte. Enfin, la chaleur était revenue dans le côté paralysé, et le réseau veineux superficiel était aussi apparent que du côté
opposé.

HÉMIPLÉGIE DU COTÉ GAUCHE.

Onzième Observation. — 1846. — M. A...., de Marcieux (Isère), 56 ans,
propriétaire cultivateur, d'un tempérament sanguin, d'une constitution
assez faible, ne se rappelle pas avoir eu d'autres maladies qu'une pleurésie et une pneumonie, et de fréquentes céphalalgies. En septembre
1845, il eut tout à coup, et sans cause appréciable, le côté gauche paralysé, bouche déviée à droite, parole perdue, le bras et la jambe entièrement perclus, la vessie et le gros intestin laissant échapper malgré
lui les fèces et les urines ; sens intacts, intelligence conservée, ainsi
que le sentiment. (*Saignees et révulsifs.*) Pendant l'année qui précéda
son arrivée à la Motte, en août 1846, le malade obtint un peu d'amélioration. La parole est encore un peu lente et embarrassée, mais facile à
comprendre ; la bouche n'est presque plus déviée dans le repos et la
langue sort droite. La vessie et le gros intestin , revenus sous l'empire
de la volonté, conservent encore un peu d'engourdissement. Le membre
inférieur commence à exécuter une partie de ses mouvements et lui
permet de faire deux ou trois pas avec l'aide d'un bras ; le membre
supérieur est encore entièrement paralysé du mouvement.

Ce malade a bu chaque matin trois à cinq verres d'eau minérale, qui ont eu un effet diurétique, et ont plutôt augmenté que combattu la constipation. Il a pris un bain à 37° centig., et six douches générales, de 45 à 48° centig., suivies de fortes transpirations par l'emmaillottement. A la fin de ce traitement, le malade avait recouvré l'intégralité des mouvements dans le membre inférieur, et même des doigts de pied, qui étaient encore entièrement paralysés à son arrivée ; aussi marchait-il assez facilement à son départ. Son épaule était moins tombante et il pouvait élever le bras jusqu'à angle droit avec le tronc, mais ne pouvait encore saisir aucun objet avec la main. La parole était redevenue parfaitement libre ; il y avait en somme un mieux bien marqué chez ce malade.

HÉMIPLÉGIE DU COTÉ GAUCHE.

Douzième Observation. — 1850. — M. L...., de V.... (Isère), 67 ans, rentier, d'un tempérament bilioso-sanguin, d'une forte constitution, n'a, dit-il, jamais eu de maladie autre que la syphilis, qu'il eut plusieurs fois dans sa jeunesse. Trois mois avant son arrivée à la Motte, M. L.... s'aperçut aussitôt après d'assez grands efforts de défécation, que le côté gauche de son corps était pris d'engourdissement : ce dernier paraissant augmenter, on fit appeler son médecin, qui lui pratiqua une saignée qu'on renouvela dans la nuit qui suivit. Ce traitement ne put arrêter le mal, la langue s'engourdit, la parole devint presque impossible, la partie gauche de la face et les membres du même côté tombèrent dans une complète résolution. L'intelligence fut affaiblie[1], mais le sentiment fut conservé. Il n'y eut pas de paralysie de la vessie ni du gros intestin. Aux saignées on joignit les révulsifs à la peau et sur le tube digestif, et quinze à vingt jours après son attaque, M. L.... avait recouvré en grande partie le mouvement et la parole.

A son arrivée à la Motte, il n'accuse plus que de la lenteur dans la prononciation, de l'engourdissement, et une grande faiblesse dans les membres paralysés.

Il but chaque matin trois à quatre verres d'eau minérale qui eurent un effet purgatif si complet, que je lui fis suspendre la boisson les derniers jours de son traitement. Il prit six bains de 35 à 36° centig. et neuf douches générales, suivies de l'immersion du corps dans l'eau de la douche pendant une minute et de fortes transpirations par l'emmaillottement. M. L.... quitta l'Etablissement jouissant de l'intégralité de ses mouvements et ne se plaignant plus que d'un peu de faiblesse. Ce ma-

---

[1] « Quoique l'apoplexie qui l'atteignit il y a trois mois ait été peu forte, il lui est resté cependant un affaiblissement considérable des facultés intellectuelles, ce qui indiquerait un grave désordre dans le cerveau. » (Lettre de son médecin.)

lade fut bien l'année suivante ; mais, peu sobre et ne voulant pas s'as-
treindre aux conseils qu'on lui avait donnés ni revenir aux Eaux, il a
éprouvé l'an passé une nouvelle attaque dont il fut rapidement victime.

———◇◇———

QUATRE ATTAQUES SUCCESSIVES.— PARALYSIE DU COTÉ GAUCHE ET DU MEMBRE INFÉRIEUR DROIT.—APHONIE.— PARALYSIE IN-COMPLÈTE DU PHARYNX, DE L'ŒSOPHAGE, DU RECTUM, DE LA VESSIE, etc.

Treizième Observation. —1843. — Mme M...., de Pont-de-Vaux (Ain),
52 ans, mariée, a fait treize enfants, couches heureuses ; réglée à 15
ans, et toujours régulièrement, ne l'est plus depuis deux ans. Elle
n'avait, dit-elle, jamais eu de maladie grave. Il y a quatre ans, elle prit
une attaque d'apoplexie qui lui paralysa les muscles de la face et amena
un grand affaiblissement du mouvement et du sentiment dans les membres du côté gauche. Quelque temps après, elle en eut une seconde qui
aggrava encore la paralysie et lui ôta l'usage de la parole. Il en survint
encore une troisième, sur laquelle elle ne peut me donner aucun ren-
seignement. Enfin, le 19 janvier 1843, elle en eut une quatrième, qui
eut pour conséquence la perte absolue de la parole, l'écoulement con-
tinu de la salive, difficulté de la déglutition, et surtout des liquides, qui
ne pouvaient être pris que par gorgée et qu'elle sentait tomber dans le
ventricule comme dans un conduit inerte ; impossibilité de parler à voix
haute, perte presque entière du mouvement et du sentiment dans le
côté gauche et faiblesse marquée dans le membre inférieur droit. (*Saignées, révulsifs externes et internes, strychnines, etc.*)

ETAT ACTUEL.—Tempérament lymphatico-sanguin, constitution assez
bonne ; muscles du côté gauche de la face dans la résolution, commissure
labiale droite tirée en dehors, la langue n'est pas déviée, la luette est
fortement portée à droite ; aphonie complète. On suit la parole sur ses
lèvres, mais on ne peut l'entendre. Elle ne peut toujours boire que par
gorgée et les liquides tombent dans l'estomac comme dans un conduit
inerte. Elle peut expulser un peu la salive, mais elle ne peut expectorer
les mucosités venant de l'arrière-gorge. Difficulté à aller à la garde-robe
et à rendre les urines. Les membres ont recouvré un peu de motilité.
Les sens sont intacts et l'intelligence conservée. Elle avait été prise,
après sa dernière attaque, d'étouffements avec menace de suffocation,
mais la respiration est redevenue facile et normale. Mme M.... n'a pas
bu d'eau minérale, vu la difficulté de la déglutition. Elle a pris cinq
bains à 36° centig. et vingt douches générales non suivies d'immersion
ni de transpirations. Les urines devinrent plus abondantes, les selles
restèrent ce qu'elles étaient avant ce traitement. Sa voix n'a pas acquis
un timbre plus fort, mais sa parole est moins embarrassée et elle se fait
comprendre facilement, comme une personne qui parle à voix basse.

La déglutition des liquides et l'expuition n'ont été en apparence nullement modifiées. La respiration se fait facilement (17 insp. par minute). Elle ne peut encore retenir sa salive, et la luette est toujours déviée. Les membres ont recouvré en grande partie le mouvement et la force , le sentiment y paraît entièrement revenu. Sous tous les autres rapports, sa santé est très-satisfaisante.

—◇—

GOUTTE. — HÉMIPLÉGIE DU COTÉ DROIT. — SYMPTOMES SYPHILITIQUES TERTIAIRES.

Quatorzième Observation.— 1845.— M. D.... de Lyon, âgé de 49 ans, négociant, a été militaire et a reçu plusieurs blessures dont une l'a privé de l'usage d'un œil. Il a mené une vie agitée et féconde en excès de tout genre, et il a eu de nombreuses maladies vénériennes. Depuis trois ans, son corps est sillonné de tumeurs gommeuses laissant après elles des ulcérations à caractères cancroïdes et difficiles à se cicatriser. Une exostose s'est montrée sur le tibia gauche, et une portion de la voûte palatine a été détruite par une nécrose qui a laissé après elle une ouverture de la grandeur d'une pièce de cinquante centimes. Un traitement énergique par les mercuriaux et les iodurés paraît avoir mis fin à ces manifestations syphilitiques. M. D.... est en outre atteint de la goutte depuis dix ans, et en a souvent plusieurs accès chaque année. Il y a huit jours qu'il en avait eu un. Il y a trois ans que ce malade eut un commencement de paralysie hémiplégique, qu'on fut assez heureux pour conjurer; mais, il y a quatre mois, M. D.... eut une nouvelle attaque qui lui paralysa le côté droit du corps. Le sentiment et le mouvement furent abolis; la parole était impossible, le goût et l'odorat étaient perdus, la salive s'échappait par la commissure labiale droite. L'excrétion des matières fécales et la miction des urines restèrent sous l'empire de la volonté. (*Saignées générales et locales, révulsifs cutanés, purgatifs répétés, etc.*) Il devint très irascible, mais ses facultés intellectuelles ne parurent pas autrement atteintes.

Etat actuel.— Embonpoint assez développé, tempérament sanguin-lymphatique, constitution forte. Les organes de la respiration, de la circulation et les voies digestives ne présentent rien d'anormal ; l'odorat et le goût sont un peu revenus, la bouche est fortement déviée, la langue sort droite, mais il ne peut encore articuler que certains mots et en petit nombre. Il laisse toujours couler sa salive. Le membre supérieur est encore entièrement paralysé du mouvement, mais le sentiment y est un peu revenu : l'inférieur a recouvré assez de motilité et de force pour qu'il puisse faire quelques pas, quand on le soutient sous le bras paralysé. La main, le pied et la partie inférieure de la jambe sont enflés surtout le soir, et la chaleur y est moindre que du côté non paralysé.

Il a bu, chaque matin, quatre à cinq verres d'eau minérale qui l'ont fortement purgé les huit premiers jours, les selles ont ensuite été faciles et de moyenne consistance. Il a pris quatre bains de 35 à 37° cent. et seize douches générales de 44 à 48° cent. suivies de l'immersion dans l'eau de la douche pendant une à trois minutes, et de fortes transpirations par l'emmaillottement. Le sentiment est partout revenu, la bouche n'est plus déviée, il ne laisse plus couler sa salive, et sa parole est plus facile et surtout plus intelligible. Le membre inférieur est plus chaud, n'enfle plus, et a repris assez de force pour que le malade puisse marcher sans soutien et assez longtemps. La chaleur et le sentiment sont revenus au bras, et la main est bien moins œdématiée, mais le mouvement est encore aboli dans ce membre. Aucune manifestation syphilitique ne s'est montrée pendant son séjour aux Eaux.

Revenu en juillet 1846, M. D.... n'a pas eu d'attaque de goutte depuis son départ de la Motte en 1845. Il parle bien mieux, marche bien plus facilement, et le membre supérieur n'enfle plus, mais n'a pas encore recouvré le mouvement. Depuis trois mois il s'est développé à la jambe gauche des ulcères cancroïdes, et une éruption eczémateuse que rien n'a encore pu modifier. M. D.... a pris, comme l'an passé, quatre à cinq verres d'eau minérale, chaque matin, qui ont eu un effet purgatif bien moins prononcé que l'année précédente: il a pris aussi trois bains à 36° cent. et dix-sept douches générales de 45 à 48° suivies d'abondantes transpirations. A son départ, la jambe gauche était entièrement guérie de ses ulcères et de son eczéma; le malade avait recouvré encore bien de la force dans le membre inférieur, et il parlait facilement, mais le bras était toujours paralysé du mouvement.

SYMPTOMES D'ENCÉPHALO-MÉNINGITE. — PARALYSIE DU MOUVEMENT. — DIMINUTION DE L'INTELLIGENCE ET DE LA MÉMOIRE. — GANGRÈNE SPONTANÉE, etc.

Quinzième Observation. — 1843. — M. V.... de Grenoble, 42 ans, avocat, non marié, d'un tempérament lymphatico-bilieux, d'une bonne constitution, a eu la fièvre typhoïde à 27 ans, et quelques années plus tard une gastralgie. Il a eu dans sa jeunesse un chancre vénérien qui guérit assez vite par un traitement mercuriel. En décembre 1842, M. V.... prit à la partie droite et un peu postérieure de la tête une douleur assez vive et sans rémission ; elle durait depuis trois mois, lorsqu'un jour qu'il se purgeait, il tomba tout à coup dans le délire; une fièvre intense s'alluma, sa parole s'embarrassa, et la céphalalgie, dit-il, ne reparut pas. On s'aperçut en même temps que les membres avaient perdu de leur force et qu'il pouvait à peine remuer ceux du côté droit. Le délire cessa bientôt, mais la paralysie s'aggravait de plus en plus; la parole était perdue, la mémoire avait reçu une profonde atteinte, les autres facultés intellectuelles étaient considérablement affaiblies; le sentiment était conservé, les sens paraissaient intacts, la face ne présentait aucune déviation, parce que les muscles des deux côtés avaient subi le même degré de paralysie. Le gros intestin et la vessie furent aussi frappés d'un commencement de paralysie. Quelques jours après, on remarqua que la langue était noirâtre et que des aphthes de même couleur tapissaient la cavité buccale. (*Légères cautérisations, révulsifs cutanés, toniques amers et antiseptiques.*) Peu après, un abcès se forma sur le coude-pied droit, la peau qui le recouvrait fut frappée de gangrène, et il en résulta une vaste plaie. A partir de ce moment, les symptômes s'amendèrent, et chaque jour amenait un peu d'amélioration dans l'état de M. V....

En août 1843, M. V.... arrive à la Motte. On ne remarque aucune déviation de la face, la langue sort droite, mais la parole est tellement embarrassée, que le malade a beaucoup de difficulté à prononcer quelques mots. Les quatre membres et surtout ceux du côté droit sont encore d'une faiblesse extrême, aussi peut-il à peine faire quelques pas; les bras n'ont pas encore recouvré l'intégralité de leurs mouvements.

La mémoire et les autres facultés intellectuelles laissent encore beaucoup à désirer. Du reste, il n'a plus de céphalalgie, toutes ses fonctions s'exécutent normalement, et sauf un peu de maigreur, sa santé est sous tous les autres rapports satisfaisante. M. V.... a bu trois verres d'eau minérale, chaque matin, qui ont eu fréquemment un effet purgatif et ont accru la diurèse. Il a pris deux bains à 36° centig., et onze douches générales de 44 à 48° centig., suivies de l'immersion du corps dans l'eau de la douche, et de transpirations abondantes par l'emmaillottement. Sous l'influence de ce traitement, M. V.... a été pris d'une grande soif et d'un appétit non moins grand; les membres ont recouvré la plénitude de leurs mouvements et presque leur force première; car le malade a pu avant son départ faire des courses de plusieurs heures dans nos montagnes. La parole est redevenue comme avant, sauf encore un peu de lenteur dans la prononciation. La mémoire est à peu près revenue. Il n'a pas eu de céphalalgie.

J'ai revu souvent M. V.... depuis, il jouissait d'une bonne santé et avait repris ses travaux.

ACCIDENTS SYPHILITIQUES GRAVES. — QUATRE-VINGT-SIX ACCÈS ÉPILEPTIFORMES ; LE DIXIÈME OCCASIONNA UNE HÉMIPLÉGIE DROITE. — AGGRAVATION SUCCESSIVE DE LA PARALYSIE, QUI ATTEIGNIT AUSSI LE SENTIMENT ET L'INTELLIGENCE.

Seizième Observation. — 1844. — M. G..., de M... (Isère), 28 ans, officier, d'un tempérament lymphatico-nerveux, d'une bonne constitution, avait toujours joui d'une bonne santé, lorsqu'en 1833 il prit des chancres et une adénite inguinale de nature syphilitique. On se contenta de cautériser les chancres et de panser à plat le bubon suppuré, jusqu'à cicatrisation complète. Depuis lors, il se porta très-bien jusqu'en

1839, époque où il lui vint spontanément une tumeur gommeuse vers le milieu du tibia gauche, qui abcéda et livra passage à quelques fragments osseux. En même temps, un pareil travail morbide s'opérait à la voûte palatine, qui fut nécrosée, et il en résulta une ouverture de la grandeur d'une pièce d'un franc, que ferme aujourd'hui un obturateur en argent. M. Begin, qui le soigna alors, le soumit à un traitement mercuriel qui arrêta et guérit ces accidents tertiaires; le testicule droit resta seul engorgé. Il se porta bien jusqu'en 1843, que le testicule droit, à la suite d'un coup, devint le siége de douleurs lancinantes et d'un gonflement plus considérable. M. Baudens en fit l'ablation, et le huitième jour la cicatrisation était complète. Il paraissait avoir recouvré la santé, lorsque, vingt-sept jours après l'opération, et sans cause connue, il prit une attaque épileptiforme, qui se dissipa après quelques minutes, ne laissant après elle aucun symptôme de paralysie. Il en avait eu de semblables tous les cinq à six jours, et sans autres phénomènes, lorsqu'une dixième attaque amena un commencement marqué de paralysie et surtout du côté droit. Commissure labiale déviée; salive s'échappant de la bouche malgré lui; sentiment de faiblesse et de froid dans les membres, qui lui paraissaient pesants et difficiles à mouvoir, etc. Il eut, dit-il, en dix-huit mois, quatre-vingt-six attaques; il y eut paralysie de la vessie et surtout du rectum. En même temps, il se plaignait de douleurs continuelles dans le côté droit de la tête et le long du rachis. (*Nombreux moxas sur les côtés de la colonne vertébrale, strychnine, purgatifs drastiques, etc.*)

En juin 1844, il arrive à la Motte dans l'état suivant :

Maigreur extrême; ses yeux ont quelque chose de farouche et d'égaré; la commissure labiale gauche est tirée en dehors; il laisse échapper sa salive, qui coule sur ses vêtements; la langue sort droite, mais la parole est gênée, lente et peu nette. Le bras droit a recouvré en partie le mouvement, mais il ne peut encore s'en servir. Le membre inférieur droit a pris assez de force pour le pouvoir supporter, mais il traîne le pied sur le sol pour marcher, et ne peut l'en détacher. Les membres du côté gauche sont très-faibles, mais jouissent de l'intégralité de leurs mouvements. Le rectum est encore paralysé, mais il peut uriner. Le sentiment est un peu plus obtus que dans l'état normal, mais l'intelligence paraît avoir été conservée. Il se plaint toujours de céphalalgies; ses idées sont tristes et le portent au suicide, dont il a peine, dit-il, à se défendre. Il n'a aucun soin de ses vêtements ni de sa personne.

Il prit six bains à 36° centig., et onze douches générales de 45 à 48° centig., suivies de l'immersion du corps dans l'eau de la douche pendant trois à cinq minutes, et de faibles transpirations par l'emmaillottement. Il buvait chaque matin quatre à cinq verres d'eau minérale, qui rendirent les selles faciles. Il faisait, matin et soir, des frictions avec l'onguent mercuriel double, et prenait des pilules de proto-iodure de mercure.

Sous l'influence de ce traitement, les attaques disparurent; il ne laissa plus couler sa salive; son regard perdit son étrangeté; ses idées ne furent plus aussi tristes ; sa parole devint plus nette et moins lente, et il reprit assez de force pour pouvoir faire des promenades de plus d'une heure.

Revenu en 1845, M. G... fait avec le même succès un traitement semblable à celui de l'année précédente, moins les frictions mercurielles. Il me dit que, pendant le cours de l'année qui venait de s'écouler, il avait, comme je lui avais conseillé, pris de l'iodure de potassium, et qu'il n'avait eu que deux attaques, tellement faibles, qu'il croyait à peine devoir leur donner ce nom.

A cette époque, toutes ses fonctions s'exécutaient normalement ; il avait repris un peu d'embonpoint, et il faisait facilement des courses d'une journée dans nos montagnes. En un mot, il ne lui restait qu'un peu de faiblesse dans les membres du côté droit, et l'habitude de traîner la pointe du pied sur le sol en marchant.

M. G... vient presque tous les ans à la Motte prendre quelques bains et douches, et, jusqu'à ce jour, sa guérison a été durable.

DOULEUR DE TÊTE. — PERTE COMPLÈTE DE LA VUE DU COTÉ GAUCHE, AFFAIBLISSEMENT DE LA VUE DE L'ŒIL DROIT. — DIMINUTION DE LA FORCE DANS LES MEMBRES SUPÉRIEURS. — PARAPLÉGIE, etc.

Dix-septième Observation. — 1845. — M. S..., de Lyon (Rhône), 57 ans, d'un tempérament lymphatico-bilieux, d'une forte constitution, fit à 19 ans une longue et grave maladie, suite d'onanisme, dit-il. De 22 à 30 ans, il contracta une blennorrhagie et plusieurs chancres, qui furent, dit-il, traités assez incomplétement, ce à quoi il attribuait un *herpes prœputialis* dont il était fréquemment atteint. Il eut la gale à 32 ans. Depuis quinze ans, il voyait, chaque printemps, revenir un lumbago, qui le clouait huit à dix jours dans son lit. D'une grande activité et ayant de nombreuses affaires, M. S... ne s'occupait nullement de sa santé. En 1844, il sentit que ses forces diminuaient, et qu'une demi-heure de marche suffisait pour le fatiguer. Cette faiblesse augmenta rapidement ; les urines et les matières fécales s'échappaient sans qu'il en eût conscience ; sa marche devint chancelante et il jetait les jambes en marchant. Il ressentait une douleur fixe et continue à la partie postérieure du crâne, et une autre dans le bas de la colonne. Ses bras perdirent aussi de leur force première ; sa vue s'affaiblit, et il s'aperçut un jour qu'il n'y voyait plus de l'œil gauche. En même temps, il prit un bubon d'emblée. La paralysie continua ses progrès, et il avait peine à se tenir sur ses jambes, lorsqu'il consulta M. Gensoul. (*Frictions stibiées à l'occiput ; iodures et mercuriaux à l'intérieur ; boissons sudorifiques et dépuratives, etc.*) Le mal parut s'arrêter, et, depuis six mois, il était dans l'état que je viens de décrire, lorsqu'il vint à la Motte.

Il but chaque matin trois à quatre verres d'eau minérale ; il prit six bains à 36° centig., vingt douches générales de 43 à 48° centig., suivies d'immersion dans l'eau de la douche, et de sueurs abondantes par l'emmaillottement. On lui donna sur le sacrum douze douches de vapeur, jusqu'à effet vésicant. A son départ, les selles étaient devenues volontaires; il pouvait garder un peu ses urines, et s'il s'en échappait quelques gouttes, du moins il en avait le sentiment. Il reprit de la force dans les membres; il ne jetait plus les jambes en marchant, et ne les avait plus chancelantes. La vue se rétablit complète dans l'œil droit, mais resta perdue de l'œil gauche, qui présentait tous les caractères d'un œil amaurotique.

En 1846, M. S... revint à la Motte, ne présentant plus aucun symptôme de paralysie, autre que la perte de son œil; mais il accusait encore de la faiblesse, et il se plaignait surtout de difficulté à digérer et d'aigreurs après les repas. Il prit cette année trois bains et dix douches générales, comme l'année précédente, et quitta l'établissement bien portant.

En 1849, il vint encore prendre trois bains et vingt douches générales. Sa guérison ne s'était pas démentie; mais il accusait encore une irritation sourde et constante du côté de l'estomac. J'ai revu plusieurs fois ce malade, et je me suis assuré qu'aucun symptôme de paralysie n'avait reparu jusqu'à ce jour.

———◇———

TROIS ATTAQUES. — PARALYSIE INCOMPLÈTE. — PAROLE EMBARRASSÉE. — DÉGLUTITION DIFFICILE, etc.

Dix-huitième Observation. — 1850. — M. S...., de V.... (Drôme), 28 ans, célibataire, avocat, d'un tempérament limphatico-nerveux, d'une bonne constitution, a été toute sa vie sujet à la constipation, et ne se rappelle pas avoir eu d'autre maladie qu'une jaunisse, suite d'une vive émotion, et quelques accidents syphilitiques. En 1848, M. S.... s'aperçut de trouble dans la vision; il ne voyait les objets qu'incomplétement (hémiopie), et il avait, dit-il, le crâne très-sensible à la pression. En juillet 1849, une première attaque paralysa les membres du côté droit. Le sentiment et l'intelligence furent conservés, et la face ne fut pas atteinte. (*Saignées et purgatifs.*) Huit jours après, la paralysie fut en partie dissipée, et il ne lui restait plus qu'un peu de faiblesse et de l'engourdissement dans les membres du côté droit, lorsqu'en octobre 1849, il prit une nouvelle attaque qui lui paralysa du mouvement tout le côté gauche : la bouche était déviée à gauche, la salive s'échappait malgré lui, sa parole était embarrassée, le regard avait quelque chose de fixe, l'intelligence était devenue paresseuse, etc. (*Cent six sangsues en quatre fois, purgatifs répétés, iodures, séton, etc.*) Ce ne fut qu'en janvier 1850 que M. S.... commença à quitter le lit et à prendre des aliments solides, et il s'aperçut alors qu'il ne pouvait maintenir les aliments sous ses dents, et que, lorsqu'il voulait avaler, le bol alimentaire était convulsivement précipité dans le gosier. Il ne pouvait ouvrir entièrement la bouche, aussi parlait-il les dents serrées et d'une manière peu intelligible. Le regard était toujours fixe. La motilité était en grande partie revenue, mais il laissait encore couler parfois sa salive. Le sentiment était un peu diminué, et il se plaignait encore de faiblesse grande dans les membres paralysés, etc.

C'est dans cet état qu'il vint à la Motte en juillet 1850. Sous tous les autres rapports, sa santé est satisfaisante.

Il a bu, chaque matin, trois à quatre verres d'eau minérale, qui l'ont purgé faiblement les dix premiers jours, et lui ont ensuite procuré une selle facile et quotidienne. Il a pris neuf bains à 36° centig., et dix-huit douches générales de 40 à 47° centig., suivies de l'immersion du corps dans l'eau de la douche et de faibles sueurs par l'emmaillottement. Sous l'influence de ce traitement, son appétit s'était accru, sa tête lui paraissait moins lourde, il s'exprimait plus facilement, il avait plus de force; sa marche était plus assurée, et ses jambes obéissaient mieux à la volonté. Il avait repris un peu de gaieté, et son regard était moins fixe et plus animé.

1851. — Les premiers mois qui suivirent son départ des eaux, M. S.... vit encore sa position s'améliorer; mais une indigestion amena une nouvelle crise apoplectiforme, qui ne laissa pourtant après elle aucune paralysie, et je le trouve, cette année, dans l'état à peu près où il a quitté la Motte, l'an passé.

Il a bu cinq verres d'eau minérale chaque matin (selles faciles mais non diarrhéiques); il a pris vingt-cinq bains et onze douches générales, comme l'année précédente. Le soir du jour où il prit sa première douche, il eut une crise légère avec syncope, qui ne laissa aucune trace après elle. Malgré cet accident, M. S.... éprouva, de son traitement, un soulagement bien marqué. Teint plus coloré, parole bien plus libre, forces plus grandes, sa gaieté revint, et sa marche était bien plus assurée.

1852. — Il n'a eu, cette année, aucune crise ou attaque, et sa guérison a continué à faire des progrès; aussi peut-il faire de longues courses, et appliquer son intelligence à divers travaux.

Il but cinq à six verres d'eau minérale par jour, qui eurent souvent un effet purgatif. Il prit dix bains et douze douches générales, comme les années passées. Le mieux a continué; il se sert plus facilement de ses mains, et la déglutition est redevenue normale.

1853. — Il y a encore une amélioration bien réelle.

Deux à trois verres d'eau minérale chaque matin (selles faciles), vingt-huit bains d'une heure et quart, tel fut son traitement cette année. Il a supprimé son séton. Son état est toujours de plus en plus satisfaisant.

ENCÉPHALITE CHRONIQUE ET RAMOLLISSEMENT DU CERVEAU.

Dix-neuvième Observation. — 1851. — Mme B...., de Valence (Drôme), 51 ans, d'un tempérament lymphatico-sanguin, d'une forte constitution, rentière, réglée à 19 ans, régulièrement et abondamment, ne l'est plus depuis le mois de mai 1848. La ménopause fut marquée par des métrorrhagies abondantes, qui nécessitèrent de fréquentes saignées. Mariée assez jeune, Mme B.... a fait cinq enfants; le dernier, il y a treize ans (couches heureuses), et deux fausses-couches, dont une, me dit-elle, eut des suites assez graves, et donna lieu à une métrorrhagie qui menaça ses jours. Il y a huit à dix ans qu'elle fit une chute dans laquelle le côté gauche du front heurta violemment contre le rebord d'une planche, et elle se fit aux téguments une plaie dont la cicatrice est encore visible. Elle s'était d'ailleurs toujours très-bien portée. Deux mois environ après la ménopause, Mme B.... commença à se plaindre de pesanteur de tête, d'engourdissement et de fourmillement dans les membres, d'abord d'un seul puis des deux côtés. Elle eut en même temps une névralgie sous-occipitale s'irradiant à la face. Ces symptômes s'aggravèrent rapidement. La lourdeur de la tête s'accompagna de chaleur brûlante dans la moitié droite du crâne et dans l'oreille de ce côté, qui fut prise de cophose; froid habituel des extrémités inférieures; constipation opiniâtre; elle était tourmentée par des vertiges; sa marche devint chancelante et rappelait l'ivresse; elle ne pouvait descendre des escaliers qu'en s'asseyant sur chaque marche; elle ne pouvait plus saisir et surtout tenir de petits objets, une aiguille, par exemple, dans ses doigts; sa vue devint plus faible et la tête lui tournait dès qu'elle faisait un pas; aussi ne voulait-elle plus marcher. L'intelligence fut conservée, et la nutrition continua à se faire normalement, (*Saignées, séton, purgatifs aloétiques, etc.*)

C'est dans cet état que la malade arriva à la Motte en 1851. Son médecin m'écrivait alors : « L'état actuel de la malade ne vous laissera » aucun doute sur le ramollissement suite de phlegmasie chronique de » la substance cérébrale, etc. »

Mme B.... but, chaque matin, huit verres d'eau minérale, qui provoquèrent une selle diarrhéique par jour. Elle prit dix bains à 36° centig., et dix douches générales de 42 à 45° centig., suivies de l'immersion du corps dans l'eau de la douche pendant une à deux minutes, et de transpirations assez abondantes par l'emmaillottement. Elle conserva toujours un robuste appétit. L'engourdissement des membres diminua ainsi que la plupart des autres symptômes; mais l'effet le plus marqué du traitement thermal fut la cessation complète de l'enflure des jambes, le soir.

1852.—A son retour aux Eaux, dans l'été de 1852, Mme B.... m'apprend que quinze jours environ après son départ de la Motte, elle a repris assez de forces pour se promener avec le secours d'un bras; que l'engourdissement des doigts a disparu, et qu'elle a pu coudre, etc. Voilà,

d'ailleurs, ce que m'écrit, cette année, son médecin : « J'envoie de nou-
» veau aux Eaux de la Motte Mme B...., qui en a déjà éprouvé d'heu-
» reux résultats l'année dernière. L'amélioration obtenue a surtout
» consisté en une augmentation de la motilité des membres, et de la
» caloricité de tout le corps : ajoutez à cela une diminution sensible
» des fourmillements des membres. Aujourd'hui, ce dernier symptôme
» est, avec la lourdeur, la chaleur de la tête et *un peu* de vertige, la
» manifestation prédominante de l'encéphalite, dont cette dame est
» atteinte. »

Elle a bu, chaque matin, sept à huit verres d'eau minérale, qui ont
eu un effet purgatif quotidien. Elle a pris seize bains à 36° centig.,
et douze douches générales de 44 à 47° centig., comme l'an passé. Elle
a supprimé son séton pendant son séjour aux Eaux; mais elle a un
cautère à une jambe. Elle a bien plus de force et marche facilement,
pourvu qu'une personne soit à côté d'elle, car c'est surtout la frayeur
de tomber qui paralyse ses forces. La dureté d'oreille et sa vue se
sont amendées plutôt qu'aggravées, et elle se sert de ses mains
presque aussi bien qu'avant sa maladie; mais la tête lui tourne encore,
dit-elle.

1853. — Peu de jours après avoir quitté l'établissement, elle allait
très-bien, dit-elle, et se promenait seule, lorsque deux accidents (la
mort d'un proche et l'explosion d'une poudrière), ont arrêté ce mieux,
et l'ont même ramené en arrière. Cependant elle peut marcher et se
servir de ses mains, et n'accuse plus que de la lourdeur de tête et du
vertige.

Sept à huit verres chaque jour, quinze bains et douze douches, pris
comme l'an passé, ont été suivis des mêmes effets.

PARALYSIE A MARCHE LENTE, SUITE DE COMMOTION CÉRÉBRALE.

Vingtième Observation. — 1850. — M. H...., de G.... (Isère), 44
ans, livré à l'enseignement, non marié, d'un tempérament lymphatico-
nerveux, d'une bonne constitution, a eu dans son enfance le *pourpre
hémorrhagique,* puis la fièvre intermittente des marais, et enfin, deux
fois des accidents syphilitiques (blennorrhagie et bubons). Depuis, sa
santé avait été bonne, lorsqu'en septembre 1849, menacé d'être précipité, il s'élança d'une voiture rapidement entraînée et tomba rudement
sur le sol. Après quelques instants de repos, il put continuer sa route;
mais deux jours après il ressentit à la partie postérieure de la tête une
douleur assez vive et continue. Des sangsues à l'anus et des purgatifs
le soulagèrent, mais ne dissipèrent pas complètement la douleur. Bientôt il fut pris de pesanteur, faiblesse et engourdissement dans le membre inférieur et dans le membre supérieur droits, mais surtout dans ce
dernier, à tel point, qu'il ne put plus écrire. Il lui semblait aussi, dit-il,
que son intelligence participait de cette torpeur. Avec l'hiver, ces sym-

3

tômes de paralysie s'aggravèrent, et il en vint à ne pouvoir presque plus marcher ; il lui semblait qu'il traînait un boulet du pied droit. Il se plaignait sans cesse de pesanteur de tête. (*Sangsues à l'anus, purgatifs, révulsifs cutanés, etc.*)

C'est dans cet état qu'il vint à la Motte dans l'été de 1850. Il but chaque matin quatre verres d'eau minérale, qui eurent un effet laxatif quotidien. Il prit quatre bains à 36° centig. et huit douches générales de 43 à 46°, suivies d'immersion dans l'eau de la douche et de fortes transpirations par l'emmaillottement.

A son départ, il n'avait plus de pesanteur de tête, le membre inférieur avait recouvré toute sa force ; le bras seul conservait encore un peu d'engourdissement et de faiblesse.

En 1851, M. H.... revint à la Motte, ne se plaignant plus que d'un peu d'engourdissement de la main droite, et il suivit un traitement thermal comme le précédent, qui eut les mêmes résultats.

M. H.... est revenu à la Motte en 1852, par précaution, dit-il, et parce que sa main, quoique libre, ne lui paraît pas encore tout à fait aussi habile et intelligente qu'autrefois. Sa santé, d'ailleurs, est parfaite, et rien aujourd'hui ne ferait soupçonner son état passé. Il fit un traitement semblable aux deux premiers, et partit très-satisfait.

———◇———

DEUX ATTAQUES AYANT AMENÉ DEUX PARALYSIES PARTIELLES CHEZ UN MALADE AYANT EU UNE COMMOTION CÉRÉBRALE ET UN RHUMATISME GOUTTEUX.

Vingt-unième Observation.—1850.—Mme B...., de Romans (Isère), 62 ans, mariée, a fait deux enfants, couches heureuses ; réglée à 16 ans et régulièrement, ne l'est plus depuis onze ans. Sa santé avait toujours été bonne, lorsqu'il y a vingt ans, elle ressentit dans les articulations des membres les premières atteintes d'un rhumatisme goutteux. Depuis, elle eut de fréquents accès qui attaquèrent surtout les mains et les pieds. Il y a quinze ans, elle fit une chute de plus de trois mètres de haut, et tomba sur les pieds ; il en résulta, dit-elle, un tel ébranlement, qu'elle fut forcée de garder le lit pendant huit mois. Il lui était resté de cette chute une grande faiblesse dans les jambes, pour laquelle elle prit les eaux d'Allevard en 1843. Les jambes et les pieds furent soulagés, mais une nuit il lui vint, au pouce de la main gauche, une vive douleur avec rougeur et gonflement ; de là le mal se porta à l'épaule. En 1845, nouvel accès à l'épaule droite. En 1846, elle fut prise d'asthme (palpitations, dyspnée, etc.). Elle prit de la digitale et fut souvent purgée ; elle alla à Luxeuil, mais les eaux augmentèrent, dit-elle, la violence et la fréquence de ses suffocations. En 1848, Mme B.... eut, dit-elle, une congestion cérébrale ; elle perdit connaissance, et, lorsqu'elle revint à elle, le bras gauche était paralysé. (*Saignées, révulsifs cutanés, purgatifs, etc.*) La paralysie se dissipa assez promptement. En

1849 , elle fit une saison à Uriage, dont elle se trouva bien, dit-elle. Mais peu de temps après elle eut une vive frayeur suivie de crises fréquentes et de perte d'appétit. Quelques jours après elle prit un accès de rhumatisme goutteux dans les doigts de la main droite, accès dont elle souffrait encore beaucoup , lorsqu'elle ressentit tout à coup au milieu de la nuit un violent mal de tête et fut prise de vomissements. Quelques soins empressés la soulagèrent et elle s'endormit ; mais à son réveil, elle n'y voyait plus de l'œil gauche. (*Sangsues aux cuisses, purgatifs répétés,* etc.) Son état s'étant un peu amendé, elle fut envoyée à la Motte en juillet 1850.

ETAT ACTUEL.—Tempérament lymphatico-nerveux, constitution bonne; les organes circulatoires et de la respiration ne présentent rien à noter. Les articulations des doigts des deux mains sont engorgées et couvertes de nodosités qui limitent beaucoup l'étendue des mouvements. Le bras gauche a conservé depuis sa paralysie une grande faiblesse. Elle y voit un peu de l'œil gauche et seulement, dit-elle, par la moitié interne. Elle a la tête lourde , de la pesanteur dans les jambes, la parole lente , la voix un peu éteinte, et est d'une extrême sensibilité. Elle ne peut faire que des repas très-légers ou elle a de la peine à digérer.

Mme B.... a bu chaque matin de trois à cinq verres d'eau minérale, qui ont eu un effet laxatif et une action diurétique bien marqués. Elle a pris douze bains de 35 à 37° centig. et huit douches générales de 38 à 40° suivies de l'immersion du corps dans l'eau de la douche pendant dix à douze minutes et d'un peu de transpiration par l'emmaillottement , dans la couverture de laine , de la moitié inférieure du corps seulement. Sa tête n'était plus pesante ni embarrassée ; elle avait repris de la force et de l'appétit. Les articulations ne sont plus engorgées, les nodosités ont diminué de volume ; aussi les mouvements sont-ils plus étendus et plus faciles. Le bras gauche a recouvré sa force, mais l'œil est dans le même état.

Revenue en juillet 1851, Mme B.... s'est, dit-elle, portée à merveille, et elle n'a revu ni ses accès goutteux , ni aucun accident du côté des centres nerveux. Elle a bu trois verres d'eau minérale chaque matin, elle a pris sept bains et treize douches générales , comme l'an passé , et a quitté l'Etablissement parfaitement guérie.

RAMOLLISSEMENT DU CERVEAU : Paralysie générale incomplète; tremblement continuel dans le bras droit; perte de la parole; contractures des membres inférieurs, etc.

Vingt-deuxième Observation. — 1848.—B..., d'A... (Isère), soldat au seizième de ligne, 23 ans, d'un tempérament lymphatico-sanguin, d'une bonne constitution et d'un embonpoint assez marqué, n'avait, dit-il, jamais été malade, lorsqu'en 1847, il fut pris de violents maux de tête et de sueurs continuelles. Il entra alors à l'hôpital militaire de Narbonne, où il perdit tout à coup le mouvement et le sentiment, dit-il. (*Saignées, révulsifs cutanés, purgatifs, etc.*) Lorsqu'il revint à lui, il ne put parler; ses membres étaient agités d'un tremblement incessant, et il ne pouvait s'en servir : il avait des douleurs le long du rachis, et ne pouvait même se tenir assis. (*Ventouses scarifiées aux lombes.*) Il ne pouvait aller à la selle, mais la vessie n'était pas paralysée. Les sens étaient conservés, et l'intelligence affaiblie. Il resta un mois au lit dans cet état; puis il commença à prononcer quelques mots, à exécuter quelques mouvements et à sentir l'impression des objets extérieurs. Ce mieux fit encore quelques progrès, et il fut renvoyé dans ses foyers.

En juillet 1848, il arrive à la Motte. Paralysie générale incomplète signalée par une faiblesse extrême et une grande diminution dans le sentiment; parole embarrassée, au point d'être à peu près incompréhensible; sa salive s'échappe malgré lui; air d'hébétude; les membres n'obéissent que difficilement à la volonté et sont pris souvent, surtout le bras droit, de tremblement et de mouvements désordonnés. L'intelligence me paraît bien affaiblie. Il se plaint de céphalalgies fréquentes. Du reste, les fèces sont volontairement rendues, ainsi que les urines, et l'examen des organes de la circulation et de la respiration, ainsi que des voies digestives, ne présente rien d'anormal. Il porte, sur tout le corps, de nombreux boutons d'*acné indurata*.

Il a bu chaque matin quatre à cinq verres d'eau minérale, qui n'ont pas eu d'influence appréciable sur les selles et les urines. Il a pris onze bains de 35° à 37° centig., et dix douches générales de 42° à 46° centig., suivies de l'immersion du corps dans l'eau de la douche et de transpirations assez fortes par l'emmaillottement. A son départ, je constate une légère diminution dans le tremblement.

1849. — Un mieux bien prononcé a suivi l'administration des eaux. Sa parole est moins embarrassée; sa marche est plus assurée, et il peut faire de longues promenades; il ne laisse plus couler sa salive, et le bras droit a seul conservé encore un peu de tremblement.

Il a bu cinq à six verres d'eau minérale chaque matin; il a pris deux bains à 36° centig., et 13 douches générales de 45° à 48° centig., comme l'année précédente. Il a eu une soif vive, un appétit plus grand; les céphalalgies ont bien diminué; il parle bien mieux, et a les mouvements bien plus libres.

1850. — Il m'apprend qu'il n'a plus eu de maux de tête et qu'il a repris assez de force pour se livrer aux travaux des champs. Il a bu trois verres d'eau minérale par jour; il a pris trois bains et treize douches générales, comme dessus. Son état s'est encore amélioré.

1852. — B... ne vint pas en 1851, il se considérait comme aussi guéri, disait-il, qu'il pouvait l'espérer. Mais en 1852, il fut pris d'une douleur sciatique gauche, pour laquelle il revint prendre les eaux. Je trouve qu'il a conservé encore un peu d'embarras dans la parole, et il n'a pas recouvré toute sa force, quoique la motilité et le sentiment soient complétement revenus.

Six verres d'eau minérale chaque matin ont eu, parfois, un effet pur-gatif. Quatre bains et seize douches générales ont diminué, mais n'ont pas entièrement enlevé sa névralgie sciatique.

CÉPHALALGIES FRÉQUENTES. — VUE AFFAIBLIE. — PARALYSIE INCOMPLÈTE D'UNE MOITIÉ DU CORPS, ET DU RECTUM. — CRAMPES, etc.

Vingt-troisième Observation. — 1844. — Mme D..., de F... (Rhône), âgée de 29 ans, d'un tempérament nervoso-sanguin, d'une constitution faible, fut réglée à 14 ans et toujours régulièrement depuis. Elle n'a jamais fait, dit-elle, de maladie grave. Mariée depuis dix ans, elle a fait cinq enfants; le dernier, il y a dix-neuf mois. Après ses deux pre-mières couches, elle eut, pendant plusieurs mois, des brouillards de-vant les yeux. A la troisième, sa vue devint si faible, qu'elle y voyait à peine; en même temps, les bras et les jambes furent tourmentés par des crampes continuelles, et bientôt le membre inférieur gauche de-vint si faible, qu'elle ne put plus marcher. (*Saignées, révulsifs, cautère, etc.*) La quatrième, et surtout la cinquième et dernière couche, aug-mentèrent encore la gravité de sa position.

Elle arrive à la Motte dans l'état suivant. Facies pâle et exprimant la souffrance; embonpoint médiocre; la respiration et la circulation ne présentent rien d'anormal. Céphalalgie habituelle; vue très-affaiblie, quoique les yeux ne présentent aucune lésion apparente. Les membres du côté gauche sont si faibles, qu'à peine peut-elle se servir de sa main et faire cinq à six pas avec l'aide d'un bâton. Douleurs fréquentes dans la région lombaire. Paralysie incomplète du rectum, et constipation opi-niâtre; peu d'appétit; pouls à 60°. Le sentiment est intact.

Mme D... a bu deux verres d'eau minérale chaque matin (Selles plus faciles). Elle a pris un bain à 36° centig., et dix-huit douches générales de 42° à 46° centig., suivies d'immersion dans l'eau de la douche et de faibles transpirations par l'emmaillottement. Les céphalalgies ont bien diminué; sa tête est moins lourde, et surtout elle n'a plus d'étourdissements. Les douleurs lombaires et des membres paralysés ont disparu, ainsi que les crampes; les mouvements sont plus faciles dans ses membres, qui pourtant sont encore bien faibles. Elle y voit bien mieux; son appétit a augmenté; son teint s'est coloré.

CÉPHALALGIE. — ÉTOURDISSEMENTS. — CONTRACTURES. — PARALYSIE INCOMPLÈTE DU MOUVEMENT ET DU SENTIMENT, etc.

Vingt-quatrième Observation. — 1853. — M. R..., de Saint-Etienne (Loire), 52 ans, célibataire, rentier, d'un tempérament lymphatico-san-guin et d'une bonne constitution, n'a, dit-il, jamais eu de maladie qui l'ait forcé à s'aliter. Il eut, il y a douze ans, une névralgie crânienne du côté droit, laquelle a reparu' il y a quatre ans et l'an passé. Il y a dix-huit mois qu'il a commencé a éprouver de légers étourdissements, puis des fourmillements dans la main gauche et une contracture permanente du petit doigt de la même main, qui dura six mois. Le membre inférieur gauche perdit en partie sa force, aussi le malade se tournait-il souvent le pied en marchant; sa jambe n'obéissait plus que difficilement à la volonté, et plusieurs fois il fut obligé de tomber. Le sentiment devint obtus dans ces parties. La conjonctive de l'œil droit était sillonnée de vaisseaux injectés, et parfois s'y montraient des extravasations sanguines. Commencement de paralysie du rectum. (*Saignées dérivatives fréquentes, vésicatoires, cautères, aloès, arnica, frictions irritantes, etc.*) Les eaux de Sail-sous-Couzan, qu'il prit l'an passé, ne le soulagèrent pas.

A son arrivée à la Motte, je constate une injection marquée de la conjonctive; la paralysie des membres du côté gauche est telle, qu'il ne peut marcher plus de dix minutes, et ne se sert que difficilement de sa main, qui ne peut saisir, ni surtout retenir les petits objets, et se dérobe souvent à la volonté. Constipation opiniâtre; céphalalgies fréquentes; fourmillements et diminution du sentiment dans les membres paralysés. Sens et intelligence conservés. Sous tous les autres rapports, sa santé est satisfaisante.

Il a bu chaque matin quatre à cinq verres d'eau minérale, qui ont eu habituellement un effet purgatif. La diurèse a été augmentée. Il a pris vingt-un bains à 36° environ, et seize douches générales de 44° à 47° centig., suivies de l'immersion du corps dans l'eau de la douche pendant quelques minutes, et de fortes transpirations par l'emmaillottement. A son départ, le sentiment et les forces étaient en grande partie revenus dans les membres paralysés; aussi faisait-il d'assez longues promenades et se servait-il facilement de sa main. La conjonctive s'injectait encore parfois, mais bien moins. Il n'avait plus accusé, ni contracture, ni fourmillement. Il avait surtout repris de la gaîté.

Je rapprocherai de cette observation celle d'un négociant de Lyon, qui, à l'âge de 45 ans, fut atteint d'une affection à peu près semblable du cerveau, et vint à la Motte en 1849, ayant une main paralysée du mouvement, et où il avait eu des fourmillements et des contractures, en même temps qu'il avait été affecté d'un strabisme convergent. Il prit les eaux en 1849 et 1850, et quitta l'Etablissement complétement guéri. J'ai su depuis peu que sa guérison ne s'était pas démentie.

———◇———

PARALYSIE DU SENTIMENT DANS LE COTÉ GAUCHE DU CORPS ; FAIBLESSE ET FOURMILLEMENTS DANS LES MEMBRES DE CE COTÉ. — INTELLIGENCE DEVENUE PARESSEUSE, etc.

Vingt-cinquième Observation. — 1853. — Mme J...., de Grenoble (Isère), 40 ans, d'un tempérament lymphatico-bilieux, d'une assez bonne constitution , réglée à 13 ans et toujours régulièrement , a fait cinq enfants, le dernier il y a six ans ; couches heureuses. Elle n'a , dit-elle , jamais fait de maladie grave. En 1852 , elle prit dans tout le côté gauche du corps une chaleur telle , dit-elle , qu'elle trouvait chauds les corps froids qu'elle approchait de ce côté de son corps , tandis que le côté droit saisissait très-bien les nuances de température. Elle s'aperçut bientôt d'engourdissement et de fourmillement dans les membres gauches, et de la perte complète du sentiment dans ce côté du corps. (*Emplâtres stibiés, purgatifs, etc.*)

Elle arrive à la Motte , présentant la réunion des symptômes que je viens d'énumérer ; je constate aussi de la paresse dans l'intelligence , son regard a quelque chose d'indécis et ses réponses sont lentes. Constipation habituelle.

Sous tous les autres rapports, sa santé paraît satisfaisante.

Elle a bu quatre à cinq verres d'eau minérale chaque matin, qui n'ont eu une action laxative que les derniers jours. Elle a pris cinq bains à 35° et six douches générales de 45 à 47° suivies d'immersion du corps dans l'eau de la douche pendant cinq minutes et de faibles transpirations par l'emmaillottement. A son départ, les fourmillements et la faiblesse avaient cessé ; le sentiment était revenu, et elle ne se plaignait plus que d'un peu d'agitation dans le bras gauche. Je l'ai revue au mois de mars 1854 , et j'ai appris d'elle que sa guérison avait été jusqu'à ce jour durable.

HÉMIPLÉGIE GAUCHE.— CONTRACTURES DES DOIGTS DU COTÉ PARALYSÉ.— ACCIDENTS SYPHILITIQUES , etc.

Vingt-sixième Observation. — 1843. — M. C...., de Lyon, 25 ans, célibataire, négociant, non vacciné, a eu la variole : d'un tempérament bilioso-nerveux, d'une constitution détériorée, il eut, il y a quelques années, une adénite cervicale; M. Monod enleva le ganglion. Il y a six ans , M. C.... contracta une blennorrhagie et des chancres qui se cicatrisèrent sous l'influence de simples lotions émollientes. Un an plus tard , il prit de nouveau des chancres qui couronnèrent la base du gland. (*Frictions avec l'onguent mercuriel et sirop de cuisinier.*) L'année suivante, une végétation se montra entre le prépuce et le gland, et il prit des aphthes dans la bouche. (*Poudre de Sabine et sirop de Larrey.*) En janvier 1843, M. C.... fut, dans la nuit, frappé d'hémiplégie du côté gauche avec contracture des doigts de la main et du pied du même côté. Quelques jours après , sa tête devint le siége de vives douleurs térébrantes qui irradiaient le long du rachis et de la cuisse gauche jusqu'au genou, où il souffrait, dit-il, atrocement.

En juin 1843, M. C.... arrive à la Motte. « Je vous adresse, m'écrivait son médecin , un malade que je soigne depuis peu de temps ; il est atteint d'une hémiplégie à gauche, conséquence d'une syphilis qui a porté son effet sur le cerveau et a manifesté son existence au dehors par des excroissances, etc. » Les membres du côté gauche sont encore paralysés du mouvement, aussi ne peut-il marcher ; mais le sentiment y est conservé. La face ne paraît pas avoir été atteinte, cependant il a le regard dur et comme égaré. Ses idées ont pris un caractère marqué de singularité, il accuse une céphalalgie continue à la partie supérieure du frontal, et souvent aussi des douleurs dessus et derrière la tête, dit-il. Ses doigts sont souvent pris de contractures et de spasmes cloniques. Il a de nombreuses végétations sur le prépuce, qui est œdématié, et une balanite intense. Les organes de la circulation et de la respiration, ainsi que les voies digestives, ne présentent rien à noter, et toutes ses fonctions s'accomplissent normalement.

M. C.... a bu deux à trois verres d'eau minérale chaque matin, qui ont eu deux fois seulement un effet laxatif ; les autres jours, selles faciles et moulées. Urines plus abondantes. Il a pris huit bains à 36° centig. et vingt douches générales de 44 à 47° centig. suivies de l'immersion du corps dans l'eau de la douche et de faibles sueurs par l'emmaillottement. Il a fait matin et soir des frictions avec l'onguent mercuriel double à l'occiput et à la partie interne des cuisses.

Sous l'influence de ce traitement, il a pris de l'appétit, son teint s'est coloré, ses yeux ont perdu leur fixité et leur dureté ; la céphalalgie a disparu, mais des bosselures osseuses, véritables exostoses, se sont montrées sur les os du crâne. Les contractures ont cessé, la motilité est revenue dans les membres paralysés ; aussi peut-il marcher assez longtemps et monter et descendre les escaliers des deux pieds. Une douleur sourde qu'il avait dans le flanc gauche a aussi disparu. Les végétations du prépuce ont passé, mais la balanite existe toujours.

Cette guérison si rapide ne doit pas être attribuée à l'usage seul des eaux, car le traitement antisyphilitique y a puissamment contribué ; mais je suis convaincu que seul il n'eût pas eu un aussi prompt et un aussi complet résultat.

MYÉLITE : Paralysie complète du mouvement et incomplète du sentiment ; contractures douloureuses des membres inférieurs ; paralysie du rectum et de la vessie, etc.

Vingt-septième Observation.—1840.—M. B.... C...., de Vienne (Isère), ouvrier en laine, âgé de 25 ans, garçon, d'un tempérament lymphaticonerveux, d'une faible constitution, a été vacciné et n'a pas eu la variole. A été, dans son enfance, sujet aux adénites cervicales. Depuis six ans, il ressentait tous les printemps dans les genoux des douleurs assez vives, sans enflure ni rougeur, et qui duraient un mois environ. Les pieds et les genoux devinrent plus tard le siége de douleurs constantes, ainsi que la région lombaire, douleurs qui le rendaient faible et gênaient la marche. Il y a trois ans, il prit des crampes fréquentes dans les membres inférieurs, il lui semblait souvent qu'on étreignait ces parties dans un étau, et c'est à peine si, lorsqu'on le pinçait fortement, il en avait la conscience. La douleur de la partie inférieure de la colonne devint chaque jour plus aiguë. Ses jambes, tantôt se fléchissaient, tantôt s'étendaient par un brusque mouvement ; ces contractures duraient un quart d'heure à une heure, et nul effort ne pouvait, dit-il, ramener ses jambes de la flexion à l'extension et réciproquement. Tant que duraient ces contractures, la douleur des reins était très-aiguë, puis celle-ci cessait tout à coup et les membres inférieurs s'affaissaient et tombaient alors comme des corps inertes. L'émission des urines devint difficile, ses jambes enflèrent, et il ne put plus marcher. (*Vésicatoires.*) Entré à l'Hôtel-Dieu de Lyon entièrement paraplégique, il en sortit n'ayant éprouvé d'autre amélioration qu'une notable diminution dans les douleurs du rachis. (*Moxas le long du dos, tisane d'arnica, frictions diverses, etc.*) Six mois après, cependant, le mouvement revint un peu dans une jambe, mais ce mieux ne fut pas de longue durée, et il retomba bientôt dans l'état où il était avant son entrée à l'Hôtel-Dieu. C'est alors qu'il vint à la Motte, le 16 juillet 1840.

Perte complète du mouvement dans les membres inférieurs, le sentiment est presque entièrement perdu ; paralysie du rectum et de la vessie, maigreur extrême des parties paralysées, douleurs vives dans la portion lombaire du rachis, etc.

Il prit trois bains et quarante douches générales, et ne but pas d'eau minérale. Les premiers jours de ce traitement, les douleurs lombaires devinrent bien plus aiguës et le forcèrent à garder le lit. On continua néanmoins à le doucher, et bientôt les douleurs s'amendèrent et il put se soutenir sur ses béquilles. Dès lors il alla toujours de mieux en mieux, et à son départ il pouvait faire seul, et sans aucun soutien, quelques pas sur un sol uni.

1841.—Revenu chez lui, et sans aucun traitement ultérieur, l'amélioration a continué si heureusement, que quinze jours après les eaux il jetait ses béquilles, qu'il n'a jamais reprises depuis ; et aujourd'hui il peut faire deux heures de marche sans trop de fatigue. Cependant, il éprouve encore, parfois et surtout après une marche un peu forcée, quelques crampes la nuit et de la fatigue dans la région lombaire. Il se plaint aussi de difficulté à digérer et de borborygmes.

Il but deux à trois verres d'eau minérale chaque matin, et prit un bain et vingt-neuf douches générales qui furent suivies de transpirations moins abondantes que l'année précédente. Il quitta l'Établissement, se sentant plus fort et n'éprouvant plus de fatigue dans les reins, quoiqu'il fît souvent des courses de trois et quatre heures dans les montagnes.

1842.—Pendant l'hiver qui vient de s'écouler, M. B.... C.... a éprouvé par le froid quelques faibles douleurs dans les lombes et la hanche gauche.

Quatre verres d'eau minérale bus chaque matin, un bain et seize douches générales, suivies de fortes transpirations, tel a été son traitement, après lequel il a quitté l'Établissement parfaitement guéri.

MYÉLITE : Paralysie du mouvement dans la moitié inférieure du corps, un peu de paralysie de la vessie; légères crises nerveuses, accompagnées souvent de strabisme.— CHLOROSE.

Vingt-huitième Observation. — 1846. — Mlle J. C...., de Poliénas (Isère), 13 ans, vaccinée, n'a pas eu la variole, d'un tempérament bilioso-nerveux, d'une bonne constitution, n'est point encore réglée. Elle n'avait jamais été malade, lorsqu'il y a quinze mois, et sans autre cause connue que de s'être exposée au froid, elle prit des *points* ou douleurs dans les hypocondres et dans la région lombaire, douleurs qu'exaspérait le séjour au lit. Des sangsues et quelques topiques calmants dissipèrent le mal; mais elle conserva depuis lors, dit-elle, de la faiblesse dans les jambes. L'hiver suivant, elle fut prise de nouveau de douleurs lombaires; les jambes lui paraissaient chaque jour plus lourdes, bientôt elle eut de la peine à uriner, et le mal, continuant ses progrès, elle devint entièrement paraplégique. (*Sangsues, moxas, strychnine, etc.*)

« Je m'empresse, m'écrit son médecin, de vous fournir l'occasion » d'ajouter un nouveau succès à ceux qu'ont déjà eus les eaux de la » Motte dans le traitement des myélites chroniques. La jeune per- » sonne que je vous recommande a ressenti, l'an passé, les premières » atteintes de cette maladie : après une amélioration de quelques mois, » les douleurs lombaires ont reparu et ont été suivies de paraplégie » complète. »

ETAT ACTUEL. — Juin 1846. — Maigreur assez marquée, muqueuses pâles, appétence pour les mets épicés ; palpitations nerveuses, anorexie. Fréquentes céphalalgies, et bourdonnements d'oreille parfois. Elle accusait souvent des crampes et des fourmillements dans les membres inférieurs; mais ils ont cessé depuis que la paralysie de ces parties a été complète. Aujourd'hui, la malade ne peut se tenir que couchée, et si on soulève les membres inférieurs, ils retombent comme des corps inertes; elle ne peut elle-même leur imprimer le plus léger mouvement, pas même aux doigts des pieds. Légère enflure et sensation de chaleur incommode dans les pieds et surtout autour des malléoles. Difficulté extrême pour rendre les urines. Le sentiment est conservé.

Elle prit un bain à 37° centig., et vingt-cinq douches générales de 42 à 46° centig., suivies de l'immersion du corps dans l'eau de la douche pendant six à dix minutes, et de fortes transpirations par l'emmaillottement. Elle ne but que fort peu d'eau minérale, et très-irrégulièrement. A la sixième douche, la jeune malade commença à mouvoir seule les doigts des pieds, et, à son départ, elle pouvait, soutenue par deux bras, faire quelques pas sur un plancher uni. Elle avait recouvré un peu d'appétit mais se plaignait de maux de cœur et de nausées, et vers la fin du traitement les sueurs avaient provoqué la manifestation de plaques érythémateuses sur diverses parties du corps.

Juin 1847.—A son retour à la Motte, la malade m'apprend que l'amélioration qui avait commencé ici, avait fait chez elle des progrès tels , qu'au mois d'octobre 1846 (c'est-à-dire trois mois après son départ des Eaux) elle marchait seule et sans soutien. En décembre, il lui vint par le corps , mais surtout aux jambes , de petites tumeurs de la grosseur d'une amande environ, d'un rouge livide, et qui, après un temps assez long , se dissipaient sans s'excorier ni suppurer, et laissaient à leur place une véritable tache ecchymotique. (*Tisane de patience, bardane et cresson, préparations de fer, etc.*) En même temps elle prit quelques crises nerveuses qui laissaient pour quelques instants après elles un peu de strabisme. Ajoutez à cela la persistance des symptômes chlorotiques, une faiblesse grande encore dans les membres inférieurs , qui enflent le soir, de la maigreur et de l'anorexie , et on aura le tableau exact de l'état dans lequel elle arriva à la Motte en 1847.

Elle but un verre d'eau minérale chaque matin ; elle prit deux bains à 36° et treize douches générales , comme l'année précédente. Les premières douches ramenèrent un peu d'acuité dans le mal , mais ces douleurs se dissipèrent bien vite ; l'appétit revint , elle prit un peu d'embonpoint et assez de forces pour pouvoir faire dans nos montagnes des courses de plusieurs heures. Son teint se colora , les palpitations cessèrent ; en un mot, elle partit guérie.

J'ai appris, cette année 1854, de son médecin, que cette jeune et intéressante malade avait jusqu'à présent joui d'une santé parfaite.

MYÉLITE : Paralysie incomplète du mouvement et du sentiment ; état tétanique des membres inférieurs ; paralysie du rectum et de la vessie, etc.

Vingt-neuvième Observation. — 1841. — M. Louis S...., de Tullins (Isère), cordonnier , 45 ans , d'un tempérament lymphatique , d'une constitution assez forte , a été militaire , et n'avait jamais eu d'autre maladie qu'une fièvre intermittente quarte, lorsqu'en 1823, étant sous les drapeaux , il lui vint au mollet droit une tumeur de la grosseur d'une noix. En 1829 , de semblables tumeurs se développèrent au même endroit, puis au creux poplité gauche et aux deux aines. Ces ganglions abcédèrent et suppurèrent jusqu'en 1838 , malgré tous les remèdes mis en usage et une saison passée à Uriage. Au mois de décembre 1840 , et sans cause appréciable, il prit une douleur violente vers le milieu de la colonne vertébrale , douleur qu'augmentaient la marche, la chaleur du lit, etc., et qui augmenta d'intensité jusqu'au mois d'avril 1841. Vers cette époque, les jambes devinrent faibles et engourdies , et il chancelait, en marchant , comme un homme ivre. (*Sangsues, vésicatoires , cautères, etc.*) Malgré cette médication, le mal fit de rapides progrès, et il y eut bientôt perte du sentiment et du mouvement dans les deux membres inférieurs, et paralysie de la vessie et du rectum. Cette dernière s'amenda un peu et il put uriner seul après quinze jours ; mais les membres inférieurs furent tourmentés par des raideurs et des contractures douloureuses.

. C'est dans cet état qu'il arrive à la Motte.

Les organes respiratoires et circulatoires n'offrent rien d'anormal ; les voies digestives sont en bon état, mais les matières fécales ne peuvent être expulsées qu'avec difficulté et tous les six à sept jours environ, encore est-on souvent obligé de les extraire. L'émission des urines, quoique difficile, est pourtant sous l'influence de la volonté. On remarque dans tous les points où il a eu des ganglions abcédés, des cicatrices enfoncées et irrégulières. La portion lombaire de la colonne vertébrale est le siége d'une douleur constante qui irradie vers les hypocondres et à l'hypogastre. Il a le corps déjeté en arrière, et quand il veut le redresser ou se courber en avant, il éprouve d'horribles souffrances. Les membres inférieurs sont dans un état tétanique permanent, et lorsqu'il veut les étendre, c'est par une secousse convulsive qu'il y parvient : on dirait un ressort puissant qui les meut, et, quand il veut les fléchir, les jambes se heurtent, se croisent, et la flexion s'opère enfin avec une force telle, que tous les efforts d'un homme ne sauraient s'y opposer. ·

Il but chaque matin trois verres d'eau minérale ; il prit un bain à 36° centig. et vingt-quatre douches générales de 45 à 48° centig., suivies d'un bain de dix minutes dans l'eau de la douche et de fortes sueurs par l'emmaillottement. A son départ, les douleurs lombaires étaient bien moins vives et n'irradiaient plus dans les hypocondres.

1842.— Revenu à la Motte en juin 1842, M. S.... me dit qu'il s'était fait mettre un cautère en quittant les Eaux, pour remplacer celui qui s'était fermé ici en 1841. Il m'assura que les douleurs de la colonne vertébrale avaient cessé peu après son départ de la Motte. Les contractures disparurent, le sentiment revint un peu dans les parties paralysées, et il put mouvoir ses membres au gré de sa volonté. Mais la faiblesse est toujours telle, qu'il lui est impossible de se tenir debout. La nutrition se fait mieux, ses chairs sont plus fermes, son teint est moins jaune. et moins terreux.

· Il but quatre verres d'eau minérale chaque matin, qui augmentèrent la constipation ; je le purgeai. Il prit un bain et seize douches générales, comme en 1841. Il eut d'excessives transpirations par l'emmaillottement, et son corps se couvrit de petites vésicules perlées se détachant sur un fond enflammé. A son départ, il avait recouvré assez de force pour faire quelques pas quand on le soutenait sous les bras.

1843.—Il revint à la Motte le 7 juillet 1843, et m'apprit que l'an passé, trois jours après son départ de l'établissement, il avait pu marcher avec des crosses, qu'au mois de novembre il ne se servait plus que d'une béquille, et que bientôt il n'eut plus besoin que d'une canne.

Les membres paralysés ont recouvré le sentiment et leur grosseur première, et les muscles toute leur puissance contractile. Ses pieds, qui avaient été enflés pendant sa paralysie, n'offrent plus la moindre enflure.

Il but six verres d'eau minérale le matin et eut une selle facile tous les deux jours. Il prit un bain et onze douches générales, comme l'année précédente, et eut d'aussi abondantes transpirations et l'éruption vésiculeuse dont j'ai parlé. Il partit se portant à merveille et ayant assez de force pour faire des courses de plusieurs heures. Son médecin, que j'ai vu souvent, m'a encore affirmé cette année que cette guérison ne s'était pas démentie.

MYÉLITE : Paralysie du mouvement et diminution du sentiment dans les membres inférieurs. — **HYPOCONDRIE, etc.**

Trentième Observation. — 1849. — Mme G....., de M..... (Isère), 56 ans, d'un tempérament lymphatico-sanguin, d'une bonne constitution, mariée, a fait cinq enfants, le dernier il y a vingt-un ans ; couches heureuses. La menstruation fut régulière jusqu'à l'âge de 52 ans qu'eut lieu la ménopause. Elle n'avait jamais été malade, dit-elle, lorsqu'il y a quatorze ans elle fut prise de légères douleurs rhumatismales dans les quatre membres, douleurs qui durèrent huit mois. Depuis, elle en eut quelques atteintes légères. Il y a cinq ans, elle fit une chute de voiture et tomba sur les fesses : un abcès se forma à la partie inférieure du tronc, on l'ouvrit avec le fer, et des injections détersives en amenèrent la guérison. Il lui resta une grande faiblesse dans les jambes et des douleurs vagues ; en même temps elle devint inquiète, portée à la tristesse, etc. Enfin, il y a deux mois, la faiblesse et l'engourdissement des membres inférieurs devinrent tels, qu'elle ne put plus marcher ; ses jambes pesaient, dit-elle, un poids énorme. (*Eaux d'Uriage, vésicatoires, cautères, strychnine, etc.*)

« Je vous recommande, m'écrit son médecin, une de mes clientes, atteinte de myélite, et chez qui la paralysie des extrémités inférieures a fait de rapides progrès depuis quelques jours. A cette affection se joint aussi une espèce de *spleen*, etc. »

D'un embonpoint assez fort, cette dame ne présente rien d'anormal du côté des organes de la respiration et de la circulation. Les membres inférieurs sont paralysés du mouvement à ce point, qu'elle ne peut faire un pas, même quand on la soutient sous les bras ; cependant elle peut, étant couchée, leur imprimer quelques mouvements. Le sentiment y est en partie aboli ; les jambes enflent dans la position assise. La pression est douloureuse sur les apophyses épineuses de la partie inférieure de la colonne vertébrale. Le rectum et la vessie ne paraissent avoir subi aucune atteinte de paralysie. Agitation, idées tristes, craintes exagérées ; elle se plaint sans cesse et se croit menacée de mille maux divers. Vapeurs, surtout la nuit, qui troublent son sommeil.

Elle a bu chaque matin deux verres d'eau minérale qui ont augmenté la diurèse, mais les selles sont devenues plus rares. Elle a pris deux bains à 36° centig. et onze douches générales de 45 à 48° centig., suivies de l'immersion du corps dans l'eau de la douche pendant dix minutes, et de fortes transpirations par l'emmaillottement. Je l'ai purgée une fois pendant son séjour aux Eaux. Ce traitement a paru augmenter son agitation ; cependant, dès la troisième douche elle a pu faire quelques pas, et à son départ elle marchait facilement, le sentiment était revenu, et il ne lui restait qu'un peu de faiblesse dans les jambes, qui enflaient encore un peu le soir, surtout après la marche.

1850. — Revenue en 1850, Mme G.... n'a conservé de sa paraplégie qu'un peu d'enflure aux malléoles, le soir. Mais elle a encore son agitation, sa tristesse et ses vapeurs la nuit.

Elle prend deux bains et six douches, comme en 1849, et quitte l'Etablissement, bien guérie de sa paraplégie.

MYÉLITE : Paralysie complète du mouvement et incomplète du sentiment dans les membres inférieurs ; paralysie du rectum et de la vessie ; douleur lombaire ayant précédé la paraplégie. — SCIATIQUE.

Trente-unième Observation. —1842. — Mlle G...., de Voreppe (Isère), 38 ans, domestique, non mariée, régulièrement menstruée, n'avait jamais eu, dit-elle, que la variole (elle n'a pas été vaccinée), lorsqu'elle prit, il y a cinq ans, au bas du dos, une vive douleur qu'elle compare à une piqûre, et qui ne se manifestait que lorsqu'elle était au lit. Cette douleur dura cinq mois environ, puis son ventre enfla sans qu'elle y ressentît aucune souffrance. Un régime sévère et quelques prises homœopatiques l'ont, dit-elle, guérie. Au mois d'août 1841, elle vit revenir aux lombes sa douleur, qui, cette fois, irradiait dans les flancs. La pression diminuait la douleur, aussi se serrait-elle fortement pour se soulager. Vers le mois de décembre, ses membres commencèrent à perdre de leur force, et sa marche devint chancelante. (*Sangsues, vésicatoires, liniments divers, etc.*) Malgré cette médication, le mal empira, et elle devint paraplégique.

ÉTAT ACTUEL.—Tempérament lymphatico-sanguin, constitution forte, embonpoint assez marqué, teint coloré, pouls à 70 et assez développé. Tout est normal du côté des organes de la respiration et de la circulation. Inappétence, digestions lentes, paralysie du rectum, qui ne se vide que par des lavements purgatifs et souvent après huit ou dix jours. Émission des urines, difficile, mais volontaire. Douleur constante dans la région lombaire et dans les hypocondres, douleur qu'augmente la pression sur les apophyses épineuses des vertèbres lombaires. Paralysie complète du mouvement dans les membres inférieurs et diminution du sentiment dans ces parties. Froid des jambes et des pieds , qui sont enflés le soir et désenflés le matin. Quand on soutient la malade sous les bras et qu'on l'invite à marcher, elle ne peut avancer son pied que de quatre ou cinq centimètres , et on voit que les muscles du bassin concourent seuls à ce mouvement et que les autres muscles du membre n'y prennent aucune part. Les sens et l'intelligence sont intacts.

. Elle but douze à quinze verres d'eau minérale par jour, qui n'eurent aucune action sur les selles ; je la purgeai. Elle prit trois bains à 38° centig. et quatorze douches générales de 44 à 47° centig., dans l'eau desquelles elle restait de un quart d'heure à demi-heure , et elle eut de fortes transpirations par l'emmaillottement. Sous l'influence de ce traitement, la douleur des lombes et des hypocondres diminua beaucoup , ses jambes n'enflèrent plus, et elle recouvra en partie le sentiment et la motilité ; ainsi elle pouvait fléchir les jambes et les cuisses, et faire quelques pas à l'aide de béquilles. Revenue à la Motte le 6 août de la même année , Mlle S.... G.... marche facilement, ses selles sont redevenues faciles et quotidiennes, elle a repris de l'appétit, et ne se plaint plus que d'un peu de douleur dans la région lombaire et de froid aux extrémités inférieures. Trois à quatre verres d'eau minérale chaque matin, un bain et quatorze douches générales qui provoquèrent de fortes transpirations et une éruption miliaire, achevèrent de la guérir.

1843. — Elle revint à la Motte en 1843 pour une douleur dilacérante qui , de la hanche droite , descend le long du membre jusqu'au pied et est surtout très-vive au genou. Cette douleur date de huit jours et se manifeste surtout au lit.

Deux verres d'eau minérale , un bain et neuf douches générales , suivies de fortes sueurs, firent complétement disparaître sa sciatique.

1846. — Sa santé fut parfaite jusqu'au printemps de 1846, où elle ressentit quelques douleurs dans la région lombaire. Un bain et huit douches générales les dissipèrent, et elle partit bien portante.

1847. — Enfin, en 1847, de nouvelles douleurs lombaires parurent en mars , et elle vint à la Motte au mois de juillet , où elle prit encore un bain et seize douches générales. Elle partit bien guérie.

—◇—

MYÉLITE : Perte complète du sentiment et du mouvement dans les membres inférieurs et supérieurs; paralysie du rectum et de la vessie, etc.

Trente-deuxième Observation.—1851.—Mme M...., de Grenoble (Isère), 35 ans, d'un tempérament lymphatico-sanguin, d'une bonne constitution. Réglée à seize ans et toujours régulièrement depuis, n'avait, dit-elle, jamais été malade. Mariée depuis peu d'années , elle fit une fausse couche qui n'eut pas de suites fâcheuses. Devenue enceinte de nouveau, elle accoucha, en octobre 1850, de deux jumeaux qui ne vécurent pas.

L'accouchement fut des plus laborieux et nécessita une double version; il fut suivi d'une perte peu considérable et d'une métro-péritonite à laquelle succéda, pendant la convalescence, une pneumonie. Mme M.... gardait encore le lit lorsqu'elle se plaignit de douleurs lancinantes très-aiguës dans les membres inférieurs, douleurs revenant huit à dix fois dans la journée. Cet état d'acuité se dissipa peu à peu, et les douleurs cessèrent complétement; mais le mouvement et le sentiment diminuèrent dans les membres, et un mois ne s'était pas écoulé, que la paralysie était complète dans ces parties, et à ce point, qu'il lui était devenu impossible de mouvoir même les doigts de pied. L'émission des urines devint difficile et une constipation opiniâtre se manifesta. Les membres supérieurs furent à leur tour pris de paralysie. Quoique le mouvement et le sentiment n'y fussent pas entièrement abolis, elle ne pouvait saisir avec les mains de petits objets, ni surtout les tenir quelque temps; et si elle ne les voyait pas, elle ignorait la nature et la forme des corps qu'elle touchait. (*Ventouses scarifiées, moxas, cautères le long du rachis, purgatifs, révulsifs cutanés, etc.*) Cette médication amena un peu d'amélioration, et Mme M.... arriva à la Motte en juin 1851, dans l'état suivant :

Embonpoint médiocre, teint légèrement rosé, organes de la circulation et de la respiration à l'état normal; les digestions sont faciles, l'appétit médiocre, et elle n'accuse aucune souffrance du côté des voies digestives; mais elle est toujours atteinte de constipation opiniâtre, et les urines ne sont rendues qu'après de grands efforts. Les membres inférieurs ne peuvent encore la supporter; les pieds et le bas de la jambe sont œdématiés, la sensibilité y est très-obtuse; lorsqu'on la soutient sous les bras et qu'on l'engage à marcher, elle plie un peu la cuisse sur le tronc, mais la jambe et le pied pendent inertes; elle ignore même, dit-elle, si elle a des jambes. Les membres supérieurs ont recouvré en partie le sentiment et le mouvement, cependant elle ne peut encore saisir ni tenir de petits objets avec les doigts. La percussion sur les apophyses épineuses fait éprouver une légère douleur sourde, et Mme M.... ressent assez souvent encore des crampes et fourmillements dans les membres paralysés. La nutrition se fait bien.

Mme M.... but, chaque matin, trois verres d'eau minérale, qui parurent, au début, augmenter la constipation. Je la purgeai alors avec du sulfate de magnésie, et lui fis ensuite ajouter un peu de lait à l'eau minérale, et, à partir de ce moment, les selles devinrent quotidiennes et faciles. Elle prit trois bains à 37° centig., et quatorze douches générales de 44 à 48° centig., suivies de l'immersion du corps dans l'eau de la douche pendant cinq à dix minutes, et de fortes transpirations par l'emmaillottement. Une soif vive se déclara, son appétit devint extrême; l'enflure des extrémités diminua; elle put bientôt faire quelques pas, mais ses jambes et pieds, dont elle avait alors conscience, lui paraissaient bien lourds, et il lui semblait avoir une plaque de carton sous les pieds. Le sentiment était moins obtus, et elle se servait de ses mains plus facilement.

Revenue dix jours après cette première saison, Mme M.... but, chaque matin, trois verres d'eau minérale. Elle prit quatre bains, dix-huit douches générales comme la première fois, et, de plus, onze douches locales de 46 à 50° centig. sur les jambes et les pieds. Les selles devinrent régulières et faciles, les urines furent rendues comme avant la paralysie; l'enflure des extrémités diminua beaucoup; la malade recouvra assez de force pour marcher seule et sans canne; la sensation de carton sous les pieds disparut, et la sensibilité fut même portée dans ces parties au point, qu'elle était gênée dans sa marche par la douleur que lui causait la présence d'un gravier sous les pieds. Les doigts de pied devinrent le siége de douleurs passagères, et des soubresauts se montrèrent dans les muscles des jambes et des pieds. Cependant elle était encore obligée de relever fortement la jambe en marchant, pour éviter de traîner la pointe des pieds sur le sol. Les membres supérieurs avaient recouvré le mouvement et le sentiment.

Pendant les premiers mois qui suivirent son départ des Eaux, Mme M.... voyait chaque jour sa paralysie diminuer et sa santé se rétablir. Devenue enceinte, elle accoucha, dans l'été de 1852, de deux jumeaux. Les couches furent laborieuses et nécessitèrent une double version; l'un des enfants a vécu et se porte aujourd'hui à merveille; l'autre succomba quelques instants après la naissance. Une métrorrhagie inquiétante eut lieu après la délivrance, et jeta l'accouchée dans une anémie extrême dont elle guérit assez promptement. Sa santé ne fut pas autrement compromise; sa paralysie ne fut pas aggravée, et même continua à s'amender pendant l'année qui suivit.

En 1853, elle revint à la Motte, n'accusant plus que de la faiblesse dans les membres, et marchant encore en relevant fortement les jambes, pour ne pas heurter au sol la pointe de ses pieds.

Trois à quatre verres d'eau minérale, chaque matin; huit bains et vingt-deux douches générales, achevèrent sa guérison, et, avant son départ, elle avait fait à pied des courses de trois et quatre heures dans nos montagnes. J'ai appris de son médecin qu'il lui reste à peine aujourd'hui le souvenir de sa maladie.

———◇———

MYÉLITE: Paralysie du mouvement et du sentiment, et amaigrissement considérable de la moitié inférieure du corps.

Trente-troisième Observation.—1848.—M. C...., de Grenoble (Isère), 36 ans, négociant, d'un tempérament lymphatico-nerveux, d'une constitution assez faible, a été vacciné et n'a pas eu la variole. Il n'a jamais eu, dit-il, d'autre maladie qu'une fièvre intermittente quarte qu'il prit dans sa jeunesse, alors qu'il habitait une contrée où la fièvre des ma-

rais était endémique. En 1844, il commença à ressentir des élancements ou éclairs de douleur, dit-il, dans les membres inférieurs. A cet
état vinrent se joindre des fourmillements dans les pieds, un peu de
faiblesse et de tremblement, et surtout de l'incertitude et des mouvements désordonnés dans les jambes, pendant la marche. Enfin, il y a
un an que tous ces symptômes s'aggravèrent; le mouvement et le sentiment furent entièrement abolis dans la moitié inférieure du corps;
la vessie et le rectum furent paralysés; ses membres maigrirent rapidement. (*Sangsues, ventouses scarifiées, vésicatoires, cautères, frictions irritantes, purgatifs, etc.*) La paralysie diminua un peu sous
l'influence de ces divers remèdes, et M. C.... arriva à la Motte dans l'état
suivant :

Atrophie considérable des membres paralysés ; la vessie et le rectum
peuvent aujourd'hui, quoique difficilement, remplir leurs fonctions ; le
sentiment est encore bien émoussé : ainsi il croit avoir des pieds énor-
mes et doublés de carton, et lorsqu'il s'assied, il lui semble toujours
qu'il s'appuie sur des surfaces bosselées, etc.; le mouvement est un
peu revenu, il peut faire quelques pas à l'aide de béquilles, mais il jette
les jambes en marchant, et les traîne sur le sol en décrivant des zig-
zags. La moindre percussion est douloureuse sur les apophyses épineuses des quatre dernières vertèbres lombaires. Il a, dit-il, les sens
plus sensibles aux impressions. Pâleur et air de tristesse marqués. Les
voies digestives et les organes de la circulation et de la respiration ne
présentent rien d'anormal.

Il a bu, chaque matin, trois à quatre verres d'eau minérale (selles
plus rares). Il a pris trois bains à 36° centig., et onze douches générales de 45 à 49° centig., suivies de l'immersion du corps dans l'eau de la
douche pendant six à huit minutes, et de fortes sueurs par l'emmaillottement. Une éruption papuleuse s'est montrée sur le tronc; je l'ai
purgé deux fois dans le cours de ce traitement. A son départ, il avait
recouvré le sentiment, et en grande partie la motilité, aussi pouvait-il
marcher sans bâton; mais ses jambes chancelaient encore, et fauchaient
dans la progression. Les fourmillements avaient cessé ; la percussion
n'était plus douloureuse sur les apophyses des vertèbres lombaires.

J'ai revu chaque année ce malade, qui, peu de temps après son retour des Eaux, a été entièrement guéri, me dit-il, quoiqu'il ait un peu
moins de force dans les jambes qu'il n'en avait avant sa maladie.

CHUTE DE VOITURE. — PARALYSIE DES BRAS PUIS DES MEM-
BRES INFÉRIEURS.

Trente-quatrième Observation. — **1846.**— M. P.... de T.... (Isère),
55 ans, propriétaire cultivateur, d'un tempérament lymphatico-sanguin
et d'une forte constitution, n'a jamais eu, dit-il, d'autre maladie
qu'une violente dyssenterie en 1825, et, dans son enfance, une luxa-

tion spontanée. En juin 1845, il fut précipité d'une voiture qu'emportait un cheval fougueux ; il resta sur le sol, et lorsqu'on le releva il avait les deux bras paralysés. (*Saignées, vésicatoires.*) Les membres inférieurs devinrent chaque jour de plus en plus faibles, des fourmillements se montrèrent dans les pieds et les mains, et le sentiment devint de plus en plus obtus. Bientôt il ne put plus marcher qu'à l'aide d'une canne, en chancelant et en jetant les jambes, c'est-à-dire en fauchant. La motilité reparut dans les membres supérieurs, mais il y éprouvait, par les mouvements, des douleurs assez vives. En même temps il sentait une grande faiblesse de reins. (*Saignées, révulsifs cutanés, strychnine.*) Il y eut un peu d'amélioration pendant l'année qui précéda son arrivée à la Motte, où il se présenta dans l'état suivant :

Embonpoint médiocre, voies digestives en bon état ainsi que les organes de la respiration et de la circulation. Toutes ses fonctions s'exécutent facilement. Il commence à se servir de ses mains, mais les objets qu'il touche ne lui font ressentir qu'une impression confuse et souvent erronée. Fourmillements dans les mains et pieds, crampes fréquentes, etc.

Il peut marcher à l'aide d'une canne, mais en fauchant et en titubant.

La percussion sur les apophyses épineuses des vertèbres, est peu douloureuse, mais il sent toujours de la faiblesse dans la région lombaire. Il se plaint parfois de bourdonnements dans l'oreille droite. La nutrition se fait bien. L'intelligence et les sens sont intacts.

Il but chaque matin deux à trois verres d'eau minérale qui furent sans influence appréciable sur les selles et les urines. Il prit six bains de 36 à 38° cent. et huit douches générales de 45 à 48° cent. suivies de l'immersion du corps dans l'eau de la douche pendant cinq à six minutes, et de sueurs copieuses par l'emmaillottement. A son départ, M. P.... avait recouvré le sentiment et le mouvement dans les membres; aussi pouvait-il marcher facilement. Je m'estimerais heureux, me disait-il en partant, si je pouvais rester aussi bien que je me trouve aujourd'hui. Cependant il éprouvait encore des fourmillements dans les mains.

1849.—Revenu trois ans après, M. P.... m'apprend que sa guérison a été complète et durable. Il prit encore cette année trois bains et dix douches générales, non pour combattre sa paralysie guérie, mais contre des douleurs qui s'étaient fait sentir dans l'articulation de la hanche, qui avait été dans son enfance le siége d'une coxalgie.

MYÉLITE : Diminution du mouvement et du sentiment dans les membres supérieurs et inférieurs.

Trente-cinquième Observation. — 1852. — Mme R..., de Grenoble (Isère), 43 ans, d'un tempérament lymphatico-sanguin, d'une bonne constitution, réglée à 17 ans et régulièrement jusqu'à ce jour, a fait deux enfants; le dernier, il y a six ans, couches heureuses. Non vac-

cinée, elle a eu la variole, et, il y a quatre ans, la fièvre typhoïde. En décembre 1851, elle prit, sans cause connue, des douleurs et des raideurs
dans la partie postérieure du col et de la tête, et une grande faiblesse
dans les bras. (*Saignées locales.*) Les membres inférieurs devinrent à
leur tour le siége de vives douleurs, et d'une faiblesse telle, qu'elle fut
obligée de se mettre au lit, où elle resta quinze jours. En même temps,
elle eut des fourmillements dans les doigts des pieds et des mains.
(*Saignées, quatre vésicatoires, six cautères le long du rachis, etc.*)
Malgré cette médication, sa santé ne s'améliora que faiblement. « Je
vous adresse, m'écrit son médecin, une malade atteinte, depuis un an,
de phénomènes divers qui annoncent une lésion non équivoque de la
moelle épinière, etc. »

ETAT ACTUEL. — Teint pâle, faiblesse générale, fourmillements aux
extrémités des membres, faiblesse extrême dans les bras et les mains,
difficulté de saisir de petits objets et surtout de les tenir, comme de coudre, par exemple ; diminution notable de la force dans les membres inférieurs, qui, dans la marche, traînent sur le sol et sont parfois agités
de mouvements involontaires. La percussion est douloureuse sur les
apophyses épineuses des cinq premières vertèbres dorsales. A peine
si elle sent, lorsqu'on pince la peau des membres, etc. Excepté un état
de maigreur marqué surtout dans les membres, sa santé est, sous tous
les autres rapports, satisfaisante.

Elle but chaque matin cinq à six verres d'eau minérale, sans influence bien notable sur les selles : diurèse augmentée. Elle prit six
bains à 37° centig., et quatorze douches générales de 44 à 47° centig.,
suivies de l'immersion du corps dans l'eau de la douche pendant six
minutes, et de transpirations abondantes par l'emmaillottement. Les
dernières douches provoquèrent de la céphalalgie et un peu de
tendance à la syncope. Malgré cela, Mme R... a recouvré le sentiment
et en grande partie la force ; aussi peut-elle coudre et marcher aussi
bien qu'avant sa maladie. Elle n'a plus de douleurs le long du rachis.
Elle a pris de l'appétit ; son teint s'est coloré, et elle a un peu plus
d'embonpoint. Il ne lui reste, dit-elle, qu'un peu d'engourdissement
dans les doigts des mains.

1853. — Revenue en juin 1853, Mme R... m'apprend que sa santé a
été parfaite depuis son départ de la Motte, où elle revient, parce que
depuis quelques jours elle a ressenti quelques fourmillements dans les
doigts.

Cette année, trois ou quatre verres d'eau minérale bus le matin, ont
eu, chaque fois, un effet purgatif intense. Elle prit, en outre, six bains
et huit douches générales, comme l'année précédente, qui donnèrent
lieu à un *herpes zona*. Elle quitta l'établissement bien guérie.

Je l'ai revue, il y a quelques jours, et sa guérison ne s'était pas démentie.

PARALYSIE DU MOUVEMENT ET ATROPHIE DES MEMBRES INFÉRIEURS, A LA SUITE D'UNE CHUTE.

Trente-sixième Observation. — 1852. — L. C..., de G... (Isère), 39 ans, cultivateur, non vacciné, a eu la variole. Il a depuis son enfance une hypertrophie considérable du lobe droit de la glande thyroïde, et a été toute sa vie sujet aux céphalalgies. Il n'a d'ailleurs, dit-il, pas eu de maladie grave. En 1850, il se laissa choir d'un arbre et tomba sur le sacrum. A partir de cette époque, il ressentit, dans ce point, une douleur sourde à laquelle il ne prêta pas attention ; mais bientôt il éprouva des fourmillements dans les pieds et des crampes, la nuit surtout. En même temps, les membres inférieurs devinrent plus faibles et maigrirent. Pas de traitement. En juin 1852, il arrive à la Motte dans l'état suivant :

Tempérament lymphatico-sanguin, constitution médiocre, les organes de la respiration et de la circulation, ainsi que les voies digestives et génito-urinaires, ne présentent rien d'anormal. La percussion sur les apophyses du sacrum est douloureuse. Il se plaint de fourmillements et de crampes dans les membres inférieurs, qui présentent un commencement d'atrophie plus considérable dans le membre droit, qui est aussi le plus faible. Sa marche est hésitante ; il heurte la pointe des pieds aux moindres irrégularités du sol, et ne peut faire plus d'un quart d'heure de chemin. Les impressions extérieures sont moins bien senties dans ces membres que dans les autres parties du corps.

C... a bu chaque matin huit à dix verres d'eau minérale, qui ont eu souvent un effet purgatif et ont augmenté la diurèse. Il a pris six bains à 38° centig., et neuf douches générales de 45 à 48°, suivies de l'immersion du corps dans l'eau de la douche pendant cinq à huit minutes, et de fortes transpirations par l'emmaillottement. Sous l'influence de ce traitement, les fourmillements ont cessé, les membres ont repris de la force, la peau est devenue moins pâle et moins sèche, la douleur lombaire s'est dissipée, et l'atrophie a diminué.

1853. — Revenu à la Motte en juillet 1853, C... me dit qu'il avait été bien guéri jusqu'en mars de cette année. Mais à cette époque, ayant voulu faire un travail qui l'avait forcé à rester chaque jour les jambes plongées pendant plusieurs heures dans l'eau froide, C... avait ressenti alors quelques douleurs et de la faiblesse dans les membres inférieurs et dans les lombes, mais sans fourmillements ni crampes.

Il but chaque matin cinq à six verres d'eau minérale, prit trois bains et dix douches générales, comme l'année précédente, qui ont donné lieu à une éruption bulleuse sur les membres, et il quitta l'établissement un peu faible, par suite du traitement, mais n'éprouvant plus aucune douleur.

—◇—

MYÉLITE : Paralysie du mouvement dans la moitié inférieure du corps; atrophie des membres paralysés, etc.

Trente-septième Observation. — 1850. — M. D...., de Lyon, 35 ans, agent de change, marié, d'un tempérament nerveux, d'une faible constitution, se plaignait depuis trois ans de crampes d'estomac, de difficulté à digérer, de vomissement de matières glaireuses et aigres, etc., lorsqu'en 1848 il commença à éprouver une douleur sourde dans la région lombaire. En même temps ses jambes devinrent faibles et chancelantes à ce point, qu'il ressemblait à un homme ivre. Il eut des fourmillements dans les extrémités, la sensation d'un corps étranger interposé entre ses pieds et le sol ; les jambes furent agitées de mouvements désordonnés et n'obéirent plus à la volonté, et surtout elles maigrirent beaucoup. Les selles et les urines ne furent plus rendues qu'à de longs intervalles et avec beaucoup de peine. Enfin, tous ces symptômes s'aggravant, M. D.... ne put plus marcher, ni même se tenir debout avec l'aide de béquilles. (*Vésicatoires, cautères, moxas, purgatifs, etc.*)

M. D.... était encore dans le même état lorsqu'il arriva à la Motte en 1850.

Il but cinq à six verres d'eau minérale chaque matin, il prit sept bains à 37° centig. et vingt-huit douches générales de 44 à 47°, suivies de l'immersion du corps dans l'eau de la douche et de faibles sueurs par l'emmaillottement.

Excepté un peu plus d'appétit, un peu plus de coloration dans son teint, et moins d'engourdissement dans les parties paralysées, M. D.... quitta l'établissement sans avoir ressenti de soulagement notable. Il alla passer l'hiver à Montpellier et sans traitement aucun, me dit-il ; il put, en janvier, faire quelques pas, soutenu par deux bras. Mais ses jambes étaient toujours agitées de mouvements désordonnés, et il lui était impossible de les guider. Il prit les eaux de Lamalou, en mai 1851, et n'en éprouva pas d'amélioration bien sensible. Dans le mois de juillet de la même année, il vint à la Motte, où il prit huit bains et treize douches, comme l'année précédente, et il en partit ayant obtenu un peu de soulagement. Ainsi, il pouvait se promener avec l'aide d'un bras seulement, mais la maigreur et surtout l'indocilité des jambes étaient presque aussi grandes. En 1852, il prit les eaux de Néris, qui n'eurent pas un résultat plus favorable. Enfin, en 1853, il arrive aux Eaux de la Motte dans l'état où il les avait quittées en 1851.

Il but trois verres d'eau minérale chaque matin, et prit neuf bains et douze douches générales, comme les années précédentes. L'émission des urines se fit mieux, les selles devinrent quotidiennes et faciles ; mais, sous tous les autres rapports, M. D.... n'éprouva aucun changement.

—⋄—

MYÉLITE.

Trente-huitième Observation. — 1852. — M. G...., de Lyon, ancien négociant, âgé de 55 ans, est depuis quinze ans atteint de myélite. Garçon, riche, il s'était adonné avec ardeur aux jouissances matérielles de la vie, et avait bu à grands traits à la coupe du plaisir. Il y a quinze ans qu'il ressentit les premiers symptômes de sa maladie : exaltation de la sensibilité dans la moitié inférieure du corps, faiblesse toujours croissante dans les membres inférieurs et dans la région lombaire, fourmillements et crampes dans ces parties, difficulté pour uriner et aller à la selle, etc. (*Cautères, moxas, électricité, strychnine, saignées locales, etc.*) Il prit en outre les bains de mer pendant trois ans et les eaux de Bourbon-Lancy pendant onze ans. Tous ces moyens échouèrent, et M. G.... vint à la Motte en 1852, plus faible et plus malade qu'il ne l'avait encore été. Sa faiblesse est telle, qu'il peut à peine faire cinq à six pas en s'appuyant sur deux cannes, et met-il pour cela plusieurs minutes, tant il a de difficulté à mouvoir ses jambes. La sensibilité est exaltée comme je l'ai dit. La nutrition paraît se faire normalement, etc.

Huit bains et vingt douches qu'il prit en 1852, et vingt bains et vingt douches prises en 1853, n'ont amené aucune amélioration dans sa paraplégie. Le seul soulagement qu'il ait éprouvé, a été d'obtenir par l'eau en boisson plus de facilité dans l'émission des urines et l'expulsion des matières fécales.

MYÉLITE.

Trente-neuvième Observation.—1852.—M.V...., de Sᵗ-M....(Isère), âgé de 56 ans, ancien militaire, aimant à boire et esclave de ses plaisirs, ressentit pour la première fois les symptômes de son mal, il y a sept ans. Faiblesse des membres inférieurs, fourmillements et crampes dans ces parties, pointe des pieds traînant sur le sol et se heurtant aux plus petites aspérités; engourdissement et diminution du sentiment dans la moitié inférieure du corps; amaigrissement progressif; commencement de paralysie de la vessie et du rectum. Tous ces symptômes ont grandi peu à peu, et les bras, à leur tour, sont devenus plus faibles, ont maigri, et le sentiment y est devenu plus obtus. (Il n'a fait aucun traitement.) Il arrive à la Motte en 1852, et je constate, outre les symptômes et l'état ci-dessus décrits, une douleur sourde par la percussion sur les apophyses épineuses des vertèbres dorsales et des deux dernières cervicales.

Une saison de quinze jours faite à la Motte en 1852, et une autre saison de dix-huit jours en 1853, n'ont eu pour résultat apparent que de retarder un peu la marche de la maladie.

CARIE VERTÉBRALE.—PARALYSIE DU MOUVEMENT ET UN PEU DU
SENTIMENT DANS LES MEMBRES INFÉRIEURS.—ATROPHIE DES
PARTIES PARALYSÉES, etc.

Quarantième Observation. — 1845. — M. C...., de Voreppe (Isère),
24 ans, soldat, d'un tempérament lymphatico-nerveux, d'une assez
faible constitution, avait eu une hernie inguinale gauche, dans
son enfance, dont il guérit sous l'influence d'un bandage porté pendant
plusieurs années. On sent en dehors de l'anneau externe du canal in-
guinal, un corps dur de la grosseur du petit doigt, qui paraît accolé
aux vaisseaux spermatiques. Il y a trois ans (il était alors soldat en
Afrique), il commença à éprouver une douleur sourde vers le milieu du
dos, et à perdre ses forces. Après un an de traitement, on le réforma.
De retour dans ses foyers, le mal continua sa marche progressive, et
il y a un an environ, que les huitième, neuvième et dixième vertèbres
dorsales ont commencé à faire saillie en arrière. En même temps, il
prit des douleurs dans le ventre, des crampes et des fourmillements
dans les jambes, et une constipation opiniâtre. Les membres inférieurs
maigrirent, et finirent par être entièrement paralysés du mouvement et
en partie du sentiment. (*Position horizontale, moxas et cautères sur
les côtés de la gibbosité, toniques amers, etc.*)

Le huit juin 1845, il arrive à la Motte dans l'état suivant : habitude
extérieure grêle, battements du cœur réguliers et sans mélange de
bruits, mais forts et soulevant le thorax. Respiration normale partout,
quoiqu'il ait souvent une petite toux sèche. Les voies digestives sont en
bon état, excepté un peu de paresse du rectum. Les apophyses épineuses des huitième, neuvième et dixième vertèbres dorsales font en
arrière une saillie de quatre centimètres au moins; le thorax est bombé
en carène. Quelques douleurs rares dans le ventre, où je ne découvre
aucun abcès par congestion. Atrophie considérable des membres inférieurs, qui ne peuvent le supporter ; cependant, il peut faire quelques
pas à l'aide de béquilles. Le sentiment y est en grande partie aboli, aussi
c'est à peine s'il sent quand on le pince. Du reste, sommeil bon et pas
de fièvre.

M. C.... but chaque matin cinq à six verres d'eau minérale, qui
l'ont purgé plusieurs fois. Il a pris deux bains à 36° centig. et douze
douches générales, de 44 à 46° centig., suivies de l'immersion du corps
dans l'eau de la douche pendant huit à dix minutes, et de fortes transpirations par l'emmaillottement. Ce traitement fit cesser la douleur du
dos, le sentiment revint en partie, ainsi que la motilité ; aussi, pouvait-il marcher un peu sans béquilles (ce que je l'engageai d'ailleurs à
ne pas faire), et surtout il avait un teint meilleur.

Revenu en 1846, M. C.... me dit qu'après les Eaux il a vu chaque
jour ses forces revenir, ses membres atrophiés reprendre de la grosseur, et que deux mois ne s'étaient pas écoulés qu'il a pu se remettre
au travail (il est tisserand).

Les vertèbres font toujours la même saillie : il n'y sent plus aucune douleur, même par la pression ; toutes ses fonctions s'accomplissent normalement ; le sentiment et le mouvement sont bien rétablis, mais il accuse encore un peu de faiblesse dans les membres inférieurs. Cinq à six verres d'eau minérale chaque matin, vingt-un bains et dix douches générales, comme l'an passé, achevèrent sa guérison.

CARIE VERTÉBRALE. — FAIBLESSE DANS LES MEMBRES INFÉRIEURS. — FOURMILLEMENTS ET CRAMPES, etc.

Quarante-unième Observation. — 1847. — M. P..., de Claix (Isère), 40 ans, propriétaire cultivateur, d'un tempérament bilioso-nerveux et d'une bonne constitution, est sourd depuis l'âge de 6 ans. Il n'avait, dit-il, jamais eu de maladie sérieuse, lorsqu'en 1846, et sans cause autre que d'avoir souvent reçu la pluie pendant qu'il cultivait ses champs, il commença à éprouver une douleur sourde vers la partie moyenne de la colonne vertébrale. Souvent il lui semblait qu'un cercle rigide lui étreignait le corps à la hauteur du point douloureux. Il perdit l'appétit ; ses forces diminuèrent ; ses jambes devinrent faibles et chancelantes, et lui paraissaient, dit-il, comme mortes. En même temps, il était tourmenté par des fourmillements et des crampes fréquentes.

Il vint à la Motte en juin 1847. Surdité extrême ; douleurs partant des reins et s'irradiant dans les hypocondres ; fourmillements et crampes dans les membres inférieurs, où il accuse une faiblesse inaccoutumée ; cependant sa marche est assurée, quoique lente, et il peut faire plusieurs heures de promenade. La nutrition paraît se faire normalement, et toutes ses fonctions s'accomplissent facilement. Les organes de la respiration, de la circulation, et génito-urinaires, ainsi que les voies digestives, paraissent dans un état complet d'intégrité. On l'envoie aux Eaux comme atteint d'un rhumatisme *nerveux*.

Il but chaque matin de cinq à huit verres d'eau minérale, qui n'eurent d'autre influence appréciable que de provoquer le dépôt, au fond du vase de nuit, d'une poudre rouge-brique. Il prit deux bains à 36° centig., et dix-sept douches générales de 45 à 48° centig., suivies de l'immersion du corps dans l'eau de la douche pendant quatre à cinq minutes, et de fortes transpirations par l'emmaillottement. Ce traitement donna naissance à une éruption rare de vésicules miliaires sur les membres inférieurs. P... quitta l'établissement sans avoir obtenu le moindre soulagement.

1848. — Revenu à la Motte en 1848, P... accuse toujours les mêmes souffrances ; il se plaint d'avoir les jambes encore plus faibles, et de ne pouvoir plus soulever un fardeau un peu lourd : comme l'année passée, j'examine la colonne vertébrale, et je trouve que la douzième vertèbre dorsale fait une saillie de deux centimètres, et que la plus légère percussion y est douloureuse. L'abdomen, exploré avec soin, ne présente aucune tumeur.

Comme en 1847, P... but quatre à six verres d'eau minérale chaque matin, et prit trois bains et douze douches générales ; et, comme en 1847, ce traitement n'amena aucun changement heureux dans son état.

Deux mois après les Eaux, sa position était toujours la même ; P... vint me consulter (son médecin ordinaire avait quitté le pays qu'il habite). Je lui appliquai deux cautères sur les côtés de la vertèbre proéminente, et le mis à l'usage de l'huile de foie de morue, et de boissons toniques et amères.

1849. — Il vint encore à la Motte cette année, et je constatai un mieux marqué. La vertèbre faisait toujours la même saillie, mais toute douleur avait disparu en ce point. Ses membres inférieurs avaient recouvré de la force, et il avait repris de l'appétit.

Il but trois à quatre verres d'eau minérale chaque matin, et prit trois bains et treize douches générales, comme les années précédentes. A son départ, il se sentait encore plus fort ; son teint était vermeil, son embonpoint plus grand, et la gaîté était revenue.

J'ai vu souvent ce malade depuis lors, et je me suis assuré que la saillie de la vertèbre malade était toujours la même ; que les douleurs et les crampes n'avaient pas reparu, et que cet homme se livrait de nouveau aux rudes travaux des champs. Cependant il n'a pas encore recouvré toute sa force première.

—◇—

CARIE VERTÉBRALE. — INCURVATION DE LA COLONNE VERTÉ-
BRALE. — DOULEURS DANS L'HYPOCONDRE GAUCHE. — FOUR-
MILLEMENTS ET CRAMPES DANS LES PIEDS ET LES JAMBES. —
FAIBLESSE DES MEMBRES INFÉRIEURS, etc.

Quarante-deuxième Observation. — 1851. — Mlle L. D..., de Vienne (Isère), 25 ans, marchande, d'un tempérament lymphatico-bilieux, d'une faible constitution, fut réglée à 12 ans et toujours régulièrement depuis. Elle s'était toujours bien portée, lorsque, vers l'âge de 13 ans, elle commença à éprouver une douleur sourde et continue dans le flanc gauche, il lui sembla aussi que la hanche du même côté devenait plus forte. (*Bains de Baréges, régime fortifiant, exercice, etc.*) Quelque temps après, la malade se plaignit de faiblesse dans le bas du dos, et on constata alors qu'une des vertèbres faisait une saillie assez marquée. (*Liniment de Rozen.*) Le mal parut céder, et Mlle D... ne se plaignait plus, lòrqu'en 1848 elle fit une chute en descendant un escalier. A partir de cette époque, le ventre devint dur, les douleurs reparurent dans l'hypocondre gauche, et souvent elle avait la sensation d'un cercle autour du corps ; elle eut des crampes et des fourmillements dans les membres inférieurs, qui devinrent lourds, engourdis et faibles ; enfin, le corps s'inclina en avant, et on constata une forte saillie en arrière des quatre dernières vertèbres dorsales. (*Cautères sur les côtés de la gibbosité, bains sulfureux, toniques amers.*)

En juillet 1851, Mlle D.... arrive à la Motte dans l'état que je viens de décrire; elle est de plus atteinte depuis quelque temps d'une petite tout sèche puis un peu humide le matin, et pour laquelle elle a pris le lait d'ânesse. Cependant les organes respiratoires et circulatoires ne présentent rien d'anormal. Teint pâle, habitude extérieure chétive.

Mlle D.... but chaque matin deux à trois verres d'eau minérale qui n'eurent pas d'influence appréciable sur les selles ni sur les urines. Elle prit trois bains à 36° cent. et seize douches générales de 42 à 46° cent. suivies de l'immersion du corps dans l'eau de la douche pendant cinq à six minutes et de faibles sueurs par l'emmaillottement. L'appétit devint meilleur, le teint plus coloré, les crampes moins fréquentes, et elle sentit plus de force dans les jambes.

1852. — Cette amélioration se soutint pendant deux mois encore, après son départ des Eaux, mais à la fin de décembre, après d'assez grandes fatigues nécessitées par son commerce, Mlle D.... vit son mal s'aggraver, la faiblesse des membres inférieurs augmenta, elle éprouva des tiraillements douloureux dans les cuisses, son corps s'inclina davantage, et elle était forcée, dit-elle, de marcher rapidement, car le pas de promenade la fatiguait bien plus. (*Cautères, repos, iodure de fer, etc.*) Il y a un mois environ qu'elle va un peu mieux, lorsqu'elle arrive à la Motte pour la seconde fois: elle a de plus quelques symptômes de gastralgie.

Elle but deux verres d'eau minérale coupée avec un peu de lait, et elle prit huit bains et quatorze douches générales comme l'année précédente. Sous l'influence de ce traitement, les digestions devinrent plus faciles, l'appétit augmenta, elle eut moins d'agitation et un sommeil plus calme. Les crampes furent moins fréquentes, ses jambes devinrent plus fortes, il y eut un mieux bien marqué.

1853. — Mlle D.... m'apprend, à son retour aux Eaux, qu'elle a été sans souffrance pendant les quatre à cinq mois qui ont suivi son départ de la Motte en 1852. Mais, à la suite de nouvelles fatigues, elle a vu revenir ses douleurs dans le flanc gauche, les fourmillements et la faiblesse dans les membres inférieurs; en même temps, la courbure de la colonne vertébrale a augmenté, aussi est-elle encore plus inclinée en avant et à gauche quand elle marche ou se tient debout. La dernière fausse côte gauche repose sur la crête de l'os des Iles, et l'apophyse transverse d'une des vertèbres malades fait saillie sous la peau et sur le côté de la gibbosité.

Deux verres d'eau minérale bus chaque matin, huit bains et six douches générales, tel a été le traitement thermal qu'elle fit cette année. Elle partit plus forte et un peu soulagée; mais ce mieux a-t-il été plus durable que les années précédentes, et la carie vertébrale était-elle enfin guérie? Je suis loin de le penser.

SYMPTOMES DE MYÉLITE ET CARIE VERTÉBRALE, SUITE D'ONANISME.

Quarante-troisième Observation. — 1845. — M. P...., de Livet (Isère), 19 ans, cultivateur, d'un tempérament lymphatico-sanguin, d'une assez bonne constitution, et n'ayant, dit-il, jamais eu de maladie, se livra avec fureur à l'onanisme. Sous l'influence de cette funeste passion, M. P.... éprouva bientôt des faiblesses d'estomac, dit-il, et quoiqu'il mangeât beaucoup, il maigrissait et s'affaiblissait, tellement, qu'il ne put plus se livrer aux rudes travaux des champs. Il fuyait la société, et la moindre contrariété l'affectait vivement. En 1844, il prit une douleur sourde au bas des reins, et, à partir de cette époque, ses membres inférieurs devinrent encore plus faibles et plus chancelants. En juillet 1845, il arrive à la Motte dans l'état suivant :

Maigreur extrême, état de langueur générale, air d'hébétude, intelligence obtuse, parole embarrassée, regard languissant, yeux entourés d'un cercle livide, sommeil prolongé et pénible, et faiblesse grande, surtout dans les membres inférieurs. La dernière vertèbre dorsale fait, en arrière, une saillie de deux centimètres, et la moindre pression y est douloureuse. Hormis quelques rares palpitations, je n'ai trouvé aucun symptôme morbide du côté des organes circulatoires et respiratoires. Il existe un état d'atonie bien marqué du côté des voies digestives et des organes génito-urinaires.

M. P.... but, chaque matin, deux à quatre verres d'eau minérale; il prit douze bains à 30° centig., et huit douches générales de 40 à 45° centig. Ce traitement, aidé par une nourriture tonique, un exercice modéré, et surtout un renoncement volontaire à sa funeste passion, amena une bien grande amélioration dans son état.

1846. — Revenu à la Motte en 1846, M. P.:.. n'est plus reconnaissable : il a de l'embonpoint, ses chairs sont fermes, sa figure colorée, ses yeux ont de l'éclat et ses palpitations ont cessé. L'apophyse épineuse de la douzième vertèbre dorsale fait bien toujours la même saillie, mais la pression n'y est plus douloureuse; il a recouvré ses forces, il soutient facilement de longues marches, et peut se livrer à tous les travaux de l'agriculture. Il prit, cette année, quatre bains, onze douches générales, et but trois à quatre verres d'eau minérale chaque matin. Il quitta l'Etablissement parfaitement guéri.

—◇—

SYMPTOMES D'UNE AFFECTION DE L'AXE CÉRÉBRO-SPINAL DUE A UN RHUMATISME GOUTTEUX.

Quarante-quatrième Observation.—1847.—Mme **L....,** de P.... (Isère), 56 ans, veuve, d'un tempérament bilioso-sanguin; d'une bonne constitution, et dont la menstruation avait toujours été régulière, a, depuis

un an, vu se suspendre le flux mensuel. Elle avait eu, ces dernières ·
années, des pertes fréquentes, véritables métrorrhagies qui se suc-
cédaient tous les dix à douze jours. (*Saignées révulsives*, *grands
bains.*) Quoiqu'on redoutât une affection utérine, sa santé ne parut pas
ressentir d'atteinte fâcheuse de ces divers accidents. Elle a fait deux enfants, couches heureuses. Depuis six ans, Mme L.... éprouve des douleurs lancinantes dans les bras et les jambes. Il y a deux ans que des
douleurs ont surtout envahi les articulations des mains et des pieds. Il
y a même un commencement de gonflement des extrémités des pha-
langes. Depuis un an, elle se plaint de céphalalgie habituelle, de crampes et de fourmillements dans les extrémités (mains et pieds), et de
contracture du médius de la main droite, contracture qui revient fré- ·
quemment et dure quelques secondes seulement. Son père est, depuis
longues années, tourmenté par la goutte.

Tous ces symptômes existent encore à son arrivée à la Motte. Les
organes de la respiration, de la circulation et génito-urinaires ne présentent rien d'anormal. Les voies digestives sont en bon état, la nutrition se fait bien, le sommeil est calme, le pouls est régulier (68 pulsations). Mme L.... se plaint surtout de céphalalgie, d'affaiblissement de sa
mémoire, d'avoir, dit-elle, l'intelligence plus *paresseuse* qu'autrefois.

Mme L.... prit deux bains à 36° centig. et dix douches générales de 42
à 45° centig., suivies de l'immersion du corps dans l'eau de la douche
pendant quatre à cinq minutes, et de transpirations qui furent, trois
fois surtout, très-abondantes par l'emmaillottement. L'appétit se conserva bon, la soif devint vive, les selles et les urines ne furent pas modifiées dans leur fréquence, ni dans leur quantité. Les douleurs lancinantes devinrent plus vives au début du traitement, mais diminuèrent
les derniers jours. La céphalalgie fut moins forte, et les crampes et
contractures se dissipèrent entièrement.

J'ai revu Mme L.... en 1852, et j'ai appris d'elle que, peu de temps
après son départ de la Motte, toutes ses douleurs avaient cessé, et que
depuis, elle s'était toujours bien portée.

PARALYSIE DU MOUVEMENT ET DU SENTIMENT DANS L'AVANT-BRAS ET LA MAIN GAUCHES. — DOULEURS RHUMATISMALES DES MUSCLES DU COL ET DU DOS.

Quarante-cinquième Observation. — 1849. — Mme G...., de Paris,
42 ans, femme de chambre, d'un tempérament bilioso-sanguin, d'une
bonne constitution, ayant de l'embonpoint et le teint haut en couleurs,
et toujours bien menstruée, a fait deux enfants, le dernier il y a dix-
huit ans, couches heureuses. Elle prit une gastrite il y a dix ans, qui
dura près de quatre ans : depuis lors, elle prend chaque année quelques
accès de fièvre, qui durent deux à trois jours, et s'accompagnent de
fortes transpirations. (*Boissons tempérantes.*) En octobre 1848, après

cette fièvre, elle eut le bras et une partie du côté gauche engourdis ; on la fit transpirer, et l'engourdissement disparut, excepté dans l'avant-bras et la main gauches, où il persista. Depuis lors, elle ressent dans ces parties de fréquents fourmillements ; les doigts sont froids et ont perdu le sentiment ; aussi laisse-t-elle tomber les objets qu'elle tient de cette main, sans en avoir la conscience. Depuis plusieurs années déjà, la malade se plaignait de douleurs dans le dos, entre les épaules, et d'un sentiment pénible de froid à la partie postérieure du col. Elle a aussi, depuis l'âge de seize ans, des palpitations, mais rares et légères. Tel est l'état de Mme G.... à son arrivée à la Motte, et l'examen le plus attentif ne me révèle rien autre que cette paralysie et ce rhumatisme, qui, des muscles du dos et du col, se porte quelquefois sur la région précordiale, et donne lieu alors à quelques palpitations.

Mme G.... a pris deux bains à 36° centig., dix douches locales sur l'avant-bras et la main, qu'elle tenait plongés, pendant un quart d'heure après chaque douche, dans de l'eau minérale à 48° centig. Elle prit, de plus, huit douches générales de 44 à 46° centig., suivies de sueurs abondantes par l'emmaillottement. Les premiers jours du traitement parurent augmenter les fourmillements et la sensation d'engourdissement dans le membre paralysé ; mais bientôt tous ces accidents diminuèrent, la chaleur revint dans la main et l'avant-bras, qui recouvrèrent l'intégrité du mouvement et du sentiment. En même temps se dissipèrent les douleurs et le froid du dos et du col. La malade resta encore huit jours à la Motte après son traitement, et le mal ne reparut pas.

NÉVROPATHIE caractérisée par de la céphalalgie, des névralgies à siége variable, des fourmillements, de l'aberration dans la sensibilité, etc.

Quarante-sixième Observation. — 1843. — M. B...., de M.... (Isère), 34 ans, d'un tempérament lymphatico-sanguin, d'une forte constitution, vacciné, n'a pas eu la variole. Depuis l'âge de 13 ans il est sujet à de violentes céphalalgies, contre lesquelles on employait avec succès les évacuations sanguines. A 21 ans, il prit une fièvre qui débuta par un violent mal de tête et revêtit la forme ataxique (délire; soubresauts des tendons, etc.) Il garda le lit pendant un mois. A dater de cette époque, les céphalalgies furent encore plus vives et plus fréquentes, et avaient pour siége le plus habituel le sommet et la partie postérieure de la tête. En même temps, l'oreille devint le siége d'une violente douleur ; il lui semblait, dit-il, que l'oreille entière pénétrait dans la tête. Le moindre mouvement des mâchoires augmentait les souffrances ; aussi était-il obligé de presser avec les mains sur toute cette moitié de la tête, quand il voulait parler ou manger, car cette pression le soulageait. Souvent il éprouvait de vives douleurs dans le maxillaire inférieur; c'était, dit-il, comme si on le lui serrait violemment. Il a souvent encore des mouvements électriques et fort douloureux dans la tête et les yeux. Ces éclairs de douleur semblent, dit-il, venir des pieds, se répandre par tout le corps, et arriver à la tête , où ils *éclatent* , pour ainsi dire, en étincelles de douleur. Il lui arrive quelquefois de sentir au creux de l'estomac une pression qui correspond entre les deux épaules. Ses digestions sont alors laborieuses, il est tourmenté d'éructations et de vomissements de glaires filantes, incolores , et qui lui laissent la sensation d'une brûlure le long de l'œsophage (pyrosis). Telles étaient ses souffrances, lorsqu'en 1843 il ressentit dans la tête une sensation de pesanteur, ou plutôt, dit-il, d'*indécision* , qui , de la partie postérieure du crâne, irradiait dans tout le corps ; il croyait alors marcher sur un terrain élastique. On eût dit, suivant son expression , qu'il avait sur la tête une montagne qui le forçait à enfoncer dans le sol. (*Saignées, anti-spasmodiques, boissons tempérantes.*) Le sacrum devint le siége d'une douleur sourde que diminuait la pression, et alors il commença à prendre des fourmillements dans les pieds et même dans tout le corps , comme si on l'eût piqué avec mille épingles. Les membres inférieurs perdirent en partie leur force : lorsqu'après être resté assis il se levait, il croyait ne plus pouvoir marcher, mais quelques pas suffisaient pour dissiper cet engourdissement. Enfin , le lit augmentait ses souffrances.

Tel est le récit que M. B.... me fit de ses maux. Malgré leur violence, M. B.... a conservé de l'embonpoint, son teint est coloré, les organes de la respiration et de la circulation sont dans un état complet d'intégrité, et s'il ne vous racontait lui-même ses souffrances , on croirait qu'il jouit d'une santé parfaite.

Il a bu deux verres d'eau minérale le matin à jeun; il les a suspendus après quelques jours, parce que sa gastralgie parut en être exaspérée. Il prit deux bains à 35° centig. et neuf douches générales de 42 à 45° centig., suivies de l'immersion du corps dans l'eau de la douche et de faibles sueurs par l'emmaillottement. Les urines furent plus abondantes et les selles louables. Pendant ce traitement , M. B.... n'a éprouvé que sa douleur du sacrum et de la céphalalgie ; les autres phénomènes morbides ne se montrèrent pas.

1844.—Revenu en 1844, M. B.... me dit avoir eu encore des fourmillements, ses douleurs névralgiques de l'oreille droite , et cette espèce d'*aura* qui , des pieds , se répandait dans le corps et se concentrait dans la tête. Mais il a été délivré de ses autres douleurs, de sa faiblesse dans les jambes , et surtout de cette sensation d'un poids sur la tête , sensation si pénible pour lui. Sa gastralgie ne reparut pas non plus.

Il but deux à trois verres d'eau minérale chaque jour, et prit encore trois bains et dix douches générales, comme l'année précédente, et partit ne souffrant plus.

1845.—M. B.... n'a plus ressenti ses souffrances habituelles depuis sa saison de 1844 , mais il se plaint d'une nouvelle douleur dans la région cervicale, douleur qu'exaspèrent encore la toux et les mouvements de déglutition.

Il but quelques verrées d'eau minérale, mais non tous les jours , et il prit quatre bains et six douches générales, avec de l'eau alternativement chaude et froide, c'est-à-dire, qu'après avoir reçu pendant deux minutes de l'eau à 45° centig., on le douchait pendant une minute avec de l'eau ayant de 20 à 15° centig., et on continuait ainsi pendant 15 à 20 minutes. Il était ensuite enveloppé dans son peignoir de laine et porté dans son lit, où il restait emmaillotté pendant un quart d'heure à demi-heure. Il n'accusa pendant son séjour à la Motte que quelques douleurs nerveuses dans les membres, et surtout à la partie interne des cuisses.

1846. — Pendant l'année qui s'est écoulée depuis son dernier traitement, M. B.... n'a plus ressenti que de bien faibles douleurs, qui ont reparu dans le mois d'août de cette année, et qu'il vient, dit-il, achever de guérir.

Un à deux verres d'eau minérale chaque matin, deux bains et cinq douches alternativement chaudes et froides, ont suffi pour le guérir.

Je l'ai revu souvent depuis, et santé est demeurée parfaite jusqu'à ce jour.

——◇——

CÉPHALALGIES. — DOULEURS ARTICULAIRES. — VERTIGES, FAIBLESSE ET TREMBLEMENT DES JAMBES, etc.

Quarante-septième Observation.— 1844. — M. B...., de Grenoble, 33 ans, négociant, d'un tempérament lymphatico-nerveux, d'une bonne constitution, n'avait jamais eu, dit-il, qu'une inflammation intestinale, il y a sept ans, et quelques douleurs ou plutôt élancements dans diverses articulations qui n'avaient jamais, d'ailleurs, présenté ni rougeur ni gonflement. Il y a cinq mois, à la suite d'un violent chagrin, M. B...., sujet depuis longtemps à des céphalalgies, vit ces dernières devenir plus fréquentes, ses jambes plus faibles et comme tremblantes ; en même temps se montrèrent quelques vertiges qui lui faisaient craindre de tomber ; cette crainte devint telle, qu'il n'osait plus se hasarder à se promener seul. Il accuse en outre de la douleur à la région épigastrique, de la difficulté à digérer, et de la constipation.

L'auscultation ne révèle rien d'anormal dans les organes de la respiration ni de la circulation ; la langue est nette et sans pointillé ; la pression à l'épigastre et sur l'abdomen ne provoque aucune douleur, et le malade ne se plaint que des phénomènes nerveux décrits plus haut.

Il but deux verres d'eau minérale chaque matin et prit un bain et sept douches générales de 44 à 47° centig., suivies de transpirations abondantes par l'emmaillottement. Il quitta l'établissement, n'ayant plus ni tremblements ni étourdissements.

1845. — Le 15 juillet 1845, M. B.... me dit s'être bien mieux porté cette année, et n'avoir eu que quelques rares douleurs dans la région lombaire et dans les muscles de la partie antérieure de la poitrine.

Trois verres d'eau minérale chaque matin, deux bains et douze douches générales , comme l'année passée , ont enlevé ces dernières souffrances.

. **1846, 1847.** — Revenu encore en 1846 et en 1847, M. B.... n'a conservé de tous ses maux que les céphalalgies, pour lesquelles je lui fais prendre quelques douches écossaises.

. Je le vois souvent, et je me suis assuré que sa guérison avait été durable.

ENCÉPHALO-MÉNINGITE CHRONIQUE.

. **Quarante-huitième Observation.** — **1841.** — Mlle D..., de Grenoble, 24 ans, vaccinée, d'un tempérament sanguin-lymphatique, d'une bonne constitution, est, depuis l'âge de 15 ans, régulièrement menstruée. Haute en couleurs et d'un embonpoint assez prononcé, Mlle D... avait toujours eu une santé florissante, lorsqu'il y a trois mois, elle prit une inflammation méningo-encéphalique : violents frissons, céphalalgie intense, fièvre ardente, délire, strabisme, face vultueuse et livide, etc., tel est le tableau qu'elle me fait de sa maladie. (*Saignées locales, vésicatoires, purgatifs, synapismes, boissons tempérantes, etc.*) Cet état durait depuis huit jours, lorsque le bras droit devint le siége de fourmillements, de douleurs aiguës, et fut plié à angle droit par contracture. En même temps, elle se plaignit de souffrir dans la région des lombes. Tous ces symptômes persistèrent pendant un mois environ, puis s'amendèrent peu à peu, et aujourd'hui elle arrive à la Motte dans l'état suivant :

Teint rosé, chairs fermes, embonpoint médiocre, pouls régulier, faible à quatre-vingt-quatre pulsations par minute. Organes de la respiration et de la circulation, et voies digestives en bon état. Sens intacts, appétit bon, selles et urines normales. Céphalalgies fréquentes, mais moins intenses qu'autrefois. Le bras droit n'est plus contracturé, mais elle a dans l'épaule une douleur continue et assez vive, douleur qui irradie dans le muscle deltoïde et dans les pectoraux, quand elle fait effort pour imprimer des mouvements à ce membre. Elle ne peut, ni le soulever, ni l'écarter du corps, et ce n'est qu'avec peine qu'elle porte sa main derrière le dos. Elle éprouve souvent des fourmillements ou picottements dans le bras, et le sentiment y est un peu exalté.

Elle but deux verres d'eau minérale chaque matin ; elle prit un bain à 36° centig., et douze douches de 42 à 45° centig., sur la moitié inférieure du corps et sur le bras malade, et, à son départ, les fourmillements s'étaient dissipés ; elle avait recouvré l'entier usage de son bras, quoiqu'elle y ressentît encore quelques douleurs. La céphalalgie, qui avait été intense et fréquente au début du traitement, était bien moindre à la fin.

1843. — J'ai appris de la malade que toute douleur s'était dissipée peu de temps après son départ de la Motte, et qu'elle n'avait conservé que les maux de tête, auxquels elle avait été sujette toute sa vie.

ENCÉPHALO-SPINITE CHRONIQUE : Diminution de l'ouïe et de la mémoire ; faiblesse musculaire et inintelligence des mouvements, etc.

Quarante-neuvième Observation. — 1850. — Mme C..., de St.-L... (Isère), 32 ans, d'un tempérament bilioso-nerveux, d'une forte constitution et mariée depuis quatre ans, a fait deux enfants, le dernier il y a un mois et demi : couches heureuses. Depuis l'âge de 14 ans, époque où s'établit le flux cataménial, la menstruation fut toujours régulière. Elle avait toujours eu une bonne santé, lorsqu'elle prit, il y a cinq ans, des maux de tête assez fréquents, et accompagnés souvent d'étourdissements. Elle s'aperçut bientôt que ses bras et ses jambes devenaient chaque jour plus faibles ; elle se plaignait aussi d'avoir moins de force dans les reins. Sa marche devint chancelante ; elle ressemblait, dit-elle, à une personne ivre. En même temps, sa mémoire devint infidèle ; elle était comme hébétée, et avait l'ouïe moins fine. Ces symptômes se sont montrés surtout après sa dernière couche, et c'est dans cet état qu'elle arriva à la Motte au mois de juillet 1850.

Elle but trois verres d'eau minérale chaque matin, et elle prit cinq bains de 35 à 37° centig., et seize douches générales de 43 à 46°, suivies de faibles sueurs par l'emmaillottement. Je la purgeai une fois vers le milieu de son traitement. Les céphalalgies furent et moins vives et moins fréquentes ; ses forces plus grandes ; sa marche devint plus assurée, et son intelligence moins paresseuse. Elle avait, en un mot, une amélioration telle, qu'on pouvait prévoir une guérison prochaine ; cependant la menstruation ne s'était pas encore rétablie depuis sa dernière couche.

BLESSURES A LA TÊTE, SUIVIES DE FOURMILLEMENTS, DE DIMINUTION DU MOUVEMENT ET DU SENTIMENT DANS LES BRAS, ET D'AFFAIBLISSEMENT DE LA MÉMOIRE.

Cinquantième Observation. — 1843. — M. C..., de F... (Isère), 43 ans, propriétaire cultivateur, d'un tempérament bilioso-sanguin et d'une bonne constitution, avait eu plusieurs fois la fièvre intermittente des marais, et un lumbago à 18 ans, pour lequel il prit les eaux de la Motte et celles d'Aix en Savoie. Il s'était toujours bien porté depuis, lorsqu'en 1841 il tomba de voiture, se fit deux blessures au côté gauche de la tête (une sur le pariétal et l'autre au-dessus de l'œil gauches), et eut l'épaule froissée par une des roues. Il avait conservé depuis des douleurs dans cette épaule, et il resta un mois sans pouvoir se servir de son bras. Peu de temps après sa chute, il fut pris de maux de tête revenant à de courts intervalles ; sa mémoire devint infidèle, et, depuis un mois, il éprouve dans la main et l'avant-bras droits, des fourmillements, de la faiblesse, et un engourdissement marqué. Les doigts de la main gauche sont aussi le siége de fourmillements. Enfin, il a un léger embarras bilieux des premières voies.

M. C... but chaque matin trois à quatre verres d'eau minérale, et prit deux bains à 36° centig., et sept douches générales de 44 à 48° centig., suivies de l'immersion du corps dans l'eau de la douche pendant cinq minutes environ, et de transpirations abondantes par l'emmaillottement. Une éruption de vésicules miliaires se montra sur le tronc et surtout aux épaules, et M. C... quitta la Motte bien soulagé. Sa guérison fut entière un mois après son départ des Eaux, comme je m'en suis assuré ; et, depuis lors, sa santé a été parfaite.

PARALYSIE INCOMPLÈTE DU MOUVEMENT DANS LE BRAS DROIT, ET DIMINUTION DU SENTIMENT DANS LES PARTIES DE CE MEMBRE OU SE DISTRIBUE LE NERF CUBITAL. — LUMBAGO.

Cinquante-unième Observation. — 1850. — M. C...., de la T.... (Isère), 52 ans, boulanger, d'un tempérament lymphatico-sanguin et d'une forte constitution, était depuis longtemps sujet à des *lumbago*. Il n'avait d'ailleurs jamais eu, dit-il, d'autre maladie que des *chaud* et *froid*, lorsqu'il y a un mois il tomba et tout le poids du corps porta sur le bras droit. Le lendemain, endolorissement léger du membre, impossibilité de le mouvoir et surtout de le soulever. (*Sangsues, vésicatoires, eau-de-vie camphrée, etc.*) Le mal persistant, il vint à la Motte.

Je constate que la douleur existe surtout dans la région deltoïdienne, où on ne remarque aucune contraction musculaire dans les efforts pour soulever le membre, et que l'engourdissement siége dans la moitié interne du bras et irradie jusqu'aux deux doigts annulaire et auriculaire, presque entièrement privés de sentiment. M. C.... ressent, en outre, depuis quelques jours, ses douleurs lombaires.

Deux ou trois verres d'eau minérale, bus chaque matin ; trois bains à 38° centig., trois douches locales à 48° centig. sur le membre paralysé, et trois douches générales de 43 à 47° centig., suivies de fortes sueurs par l'emmaillottement, ont suffi pour guérir le lumbago et dissiper tout symptôme de paralysie.

PARALYSIE INCOMPLÈTE DU MOUVEMENT, SUITE DE LUXATION.

Cinquante-deuxième Observation. — 1841. — Le général B...., de V.... (Drôme), 56 ans, d'un tempérament nerveux et d'une bonne constitution, eut l'épaule droite luxée le 7 avril 1841 ; la réduction en fut faite demi-heure après l'accident, et le malade porta son bras en écharpe pendant quinze jours. A cette époque, M. B.... ne pouvait, ni éloigner le bras du corps ni le passer derrière son dos, ni soulever le moindre poids. (*Huile d'amandes douces, eau-de-vie camphrée, baume Opodeldoch, etc.*) Cette médication, continuée pendant trois mois, n'ayant amené aucun changement, on l'envoya à la Motte.

Deux bains à 35° centig., et quatorze douches sur l'épaule et le bras, de 42 à 45° centig., suffirent pour rendre au malade le libre usage de son membre. Je l'ai revu dix ans après, et il m'affirma qu'il n'avait ressenti aucune douleur ni aucune gêne ou faiblesse dans le membre luxé, depuis son départ des eaux, en 1841.

AFFAIBLISSEMENT GRADUEL DE LA FORCE MUSCULAIRE, DE L'INTELLIGENCE ET DE LA MÉMOIRE. — EMBARRAS DE LA PAROLE ET PARALYSIE DU RECTUM CHEZ UN VIEILLARD.

Cinquante-troisième Observation. — 1850. — M. E...., de Grenoble, 71 ans, rentier, d'un tempérament lymphatico-sanguin, d'une forte constitution et d'un embonpoint considérable, avait eu la fièvre typhoïde à 19 ans, et une fois la fièvre intermittente tierce. Il y a cinq mois, M. E.... fut pris subitement de douleurs et de gonflement aux malléoles et aux articulations métatarso-phalangiennes du quatrième doigt de chaque pied. Quelques jours après, les lombes furent aussi le siége de douleurs assez vives. (*Saignées, eaux d'Uriage.*) Depuis plus d'un an, M. E.... est sujet aux étourdissements, et s'aperçoit qu'il a de la difficulté à trouver ses mots et à les prononcer, difficulté qui grandit chaque jour. Tête lourde, mémoire bien diminuée, sens plus obtus. Enfin, il lui arrive, depuis peu, de laisser aller ses matières fécales sans en avoir la conscience.

Il but, chaque matin, quatre à cinq verres d'eau minérale, qui l'ont souvent purgé; il a pris quatre bains à 37° centig., et dix douches générales de 40 à 45° centig., suivies de l'immersion de la moitié inférieure du corps dans l'eau de la douche, et de faibles transpirations par l'emmaillottement. Sous l'influence de ce traitement, la pesanteur de tête a disparu, il a recouvré le libre usage de la parole, il n'a plus laissé, malgré lui, s'échapper les fèces. La marche est devenue pour lui plus facile, quoiqu'il se sente encore faible.

J'ai revu souvent ce vieillard depuis; sa santé s'est maintenue aussi satisfaisante que lorsqu'il a quitté la Motte, pendant plus d'une année : mais les symptômes décrits plus haut se sont montrés de nouveau, et il a succombé, il y a quelques mois, aux progrès de la maladie.

J'ai observé chez les vieillards une affection consistant dans la paralysie du mouvement et du sentiment dans un des pieds. En voici quelques exemples :

Cinquante-quatrième Observation. — 1841. — M. V...., de Voiron (Isère), 63 ans , d'un tempérament sanguin , d'une constitution athlétique et d'un fort embonpoint, n'avait jamais eu, dit-il, que la variole, dans son enfance (il n'a pas été vacciné), et la migraine, qui le quitta vers l'âge de 45 ans. Au mois de mars il prit un engourdissement douloureux dans le membre inférieur gauche, plusieurs tumeurs dures et mobiles, et grosses comme des noix, se montrèrent au mollet ; il survint un peu d'œdème dans le pied et le bas de la jambe , et en même temps , les trois doigts internes perdirent le sentiment et le mouvement.

A son arrivée à la Motte , au mois de juin , je trouve les tumeurs du mollet indolentes et mobiles , le pied œdématié , les doigts dont j'ai parlé, froids et entièrement paralysés du mouvement et du sentiment. Il ne peut marcher qu'avec une canne et est obligé d'écarter le membre de la verticale pour le porter en avant, parce qu'il ne peut fléchir le pied, qui semble n'obéir plus qu'aux lois de la pesanteur.

Il ne but que peu d'eau minérale , il prit un bain à 36° et quinze douches générales, suivies de sueurs médiocres par l'emmaillottement. Après ce traitement , M. V.... pouvait facilement fléchir le pied sur la jambe, ses doigts n'étaient plus froids, et le mouvement y avait reparu ainsi que le sentiment ; aussi pouvait-il marcher facilement et même se lever sur la pointe des pieds , ce qu'il ne pouvait faire avant. Cependant, il lui reste encore un peu d'enflure et d'engourdissement, et une tumeur de la grosseur d'une aveline , dans le mollet.

Revenu dans le mois d'août de la même année , M. V.... prit encore quelques bains et douches , et partit dans l'état où il avait quitté la Motte la première fois.

Cinquante-cinquième Observation. — 1852. — M. C...., de la Mure (Isère), 62 ans, d'un tempérament sanguin-bilieux, d'une bonne constitution, n'a jamais eu d'autre maladie qu'une fois la fièvre intermittente des marais. Il prit , il y a trois ans, des douleurs assez vives au cou-de-pied droit, et qui irradiaient souvent dans le reste du membre. *(Sangsues, vésicatoires, frictions, etc.)* Ces douleurs ont été remplacées depuis deux mois par des crampes , et surtout par un engourdissement et une faiblesse marquée dans le pied droit , qui lui paraît lourd ; aussi traîne-t-il ce pied sur le sol, quand il marche ; pas d'enflure ; sentiment habituel de froid dans cette partie.

M. C.... but trois verres d'eau minérale, prit quatre bains à 36° centig. et trois douches générales, suivies de fortes transpirations. Ce traitement incomplet avait ramené un peu le mouvement et le sentiment dans ce pied.

Cinquante-sixième Observation.—1846.— M. P...., de la T.... (Isère), 72 ans, d'un tempérament nervoso-sanguin, d'une bonne constitution , et n'ayant jamais eu, dit-il, qu'une gastrite, fut pris, en février 1846 , d'une douleur vive dans la jambe et le pied gauches. Peu après, ces parties présentèrent un peu d'enflure, les trois doigts externes perdirent le mouvement, la jambe et le reste du pied furent en partie paralysés du mouvement et du sentiment. L'épiderme de la jambe devint sec , dur et fendillé ; il lui semblait, dit-il, toucher une planche ou du cuir lorsqu'il y promenait la main. Bientôt il ne put plus fléchir le pied par le seul effort des muscles ; aussi marche-t-il en traînant le pied sur le sol. Enfin , l'extrémité des doigts est parfois le siége d'élancements douloureux.

Six bains , six douches générales et quinze douches locales n'ont amené aucun changement notable dans l'état de ce malade.

J'ai sous les yeux les d'autres observations de ce genre chez des malades de 70 à 80 ans, et je remarque que les eaux n'ont jamais eu un succès complet contre cette affection , même chez ceux qui ont pris les eaux pendant plusieurs années.

———◇———

PARALYSIE GÉNÉRALE INCOMPLÈTE DU MOUVEMENT ET DU SENTIMENT. — CRAMPES ET CONTRACTURES DOULOUREUSES DANS LES MEMBRES. — DOULEURS NÉVRALGIQUES ET CÉPHALALGIE FRÉQUENTE.

Cinquante-septième Observation. — 1850. — M. P..., de Grenoble, âgé de 63 ans, fondeur et fontainier, d'un tempérament lymphaticosanguin, d'une forte constitution, n'a eu d'autre maladie aiguë qu'une pleurésie en 1830. Depuis quarante ans il est, dit-il, sujet à des douleurs assez vives et de peu de durée, siégeant, tantôt dans un membre, et tantôt dans un autre, mais sans enflure ni rougeur. Il y a trois ans, M. P... commença à éprouver des contractures douloureuses dans les quatre membres, contractures revenant fréquemment et durant de deux à cinq minutes environ. En même temps, des douleurs névralgiques se montrèrent à la tête, dans la mâchoire et à l'estomac. Il perdit en partie ses forces, quoiqu'il conservât son embonpoint, et le sentiment devint si obtus, qu'il ne pouvait plus s'habiller dans l'obscurité, ne sachant pas, disait-il, trouver ses boutons, ou les saisissant sans en avoir la conscience. Il alla consulter à Montpellier, où on lui dit qu'il était sous le coup d'un *empoisonnement métallique. (Frictions sur tout le corps avec une pommade à l'hydrochlorate d'ammoniaque ; purgatifs répétés ; boissons diurétiques, etc. Eaux d'Uriage, où il passa trois mois. L'an passé, il prit encore les Eaux d'Uriage, pendant trente-cinq jours, et celles d'Aix pendant quatre-vingts jours.)* Ces divers traitements avaient notablement diminué ses souffrances, et, en 1850, il vint à la Motte dans l'état suivant :

Teint haut en couleurs, embonpoint assez développé, les organes de la respiration et de la circulation, ainsi que les voies digestives, en bon état, excepté un peu de paresse du gros intestin. Céphalalgies assez rares, souffrance continue mais sourde dans les muscles, qui sont fréquemment atteints de tiraillements; sensibilité tactile considérablement émoussée. Il n'a plus de contractures, mais il est pris souvent de mouvements spasmodiques, principalement des muscles de la poitrine et du larynx; aussi sa respiration est-elle souvent entrecoupée et comme singultueuse. L'intelligence est conservée, et tous les sens, celui du tact excepté, sont dans toute leur intégrité. La myotilité est affaiblie; aussi, quoiqu'ils soient tous possibles, les mouvements sont lents et ont peu d'assurance; une légère enflure des jambes contribue encore à augmenter cette diminution de la myotilité.

M. P... but trois verres d'eau minérale chaque matin, qui eurent une action diurétique bien marquée. Il prit quatre bains à 36° centig., et huit douches générales de 42 à 46°, suivies de l'immersion du corps dans l'eau de la douche pendant quatre à cinq minutes, et de faibles sueurs par l'emmaillottement. Ce traitement provoqua de l'inappétence, une soif assez vive et un peu d'excitation générale. L'enflure des jambes diminua un peu, mais les crampes devinrent plus fréquentes.

1852. — Revenu à la Motte en 1852, M. P... m'apprend qu'après son départ des Eaux en 1850, et sans avoir fait d'autre traitement, toutes ses souffrances s'étaient peu à peu dissipées, et que, depuis plus d'une année, il n'avait plus que quelques rares douleurs articulaires, auxquelles il est d'ailleurs sujet depuis plus de quarante ans.

Il prit quelques bains et douches, et quitta l'Etablissement bien portant.

PARALYSIE MUSCULAIRE ATROPHIQUE.

J'ai eu, en 1841, l'occasion d'observer cette maladie pour la première fois, et je l'attribuai à une affection de la moelle épinière. Mais, éclairé par le remarquable travail de M. le professeur Cruveilhier, je la joins aux deux autres observations du même genre, que je consigne ici. Je regrette de ne l'avoir pas prise plus en détail; mais on ne pourra cependant pas méconnaître son caractère de paralysie musculaire atrophique.

Cinquante-huitième Observation. — 1841. — B. A...., de L.... (Drôme), débitant de tabac, âgé de 26 ans, garçon, d'un tempérament lymphatique, d'une faible constitution, vacciné et n'ayant pas eu la variole, ne se rappelle pas, dit-il, avoir fait de maladie sérieuse. Il y a six ans environ que, sans cause connue, M. A.... s'est aperçu de fourmillements et surtout de faiblesse dans le membre supérieur gauche, faiblesse qui a coïncidé avec un amaigrissement prononcé, dans les doigts d'abord, puis dans l'avant-bras et le bras. Il y a un an, le membre supérieur droit a été pris de la même maladie, laquelle a suivi la même marche. Enfin, il y a quatre mois que le pied et la jambe gauches ont commencé à être affectés de même. '

ETAT ACTUEL. — Sonorité et souffle vésiculaire bons en avant, en arrière et des deux côtés ; organes de la circulation et voies digestives ne présentant rien d'anormal. Il porte une double courbure latérale de la colonne vertébrale ; la supérieure a sa convexité à droite et l'inférieure à gauche. Le membre supérieur gauche est pour ainsi dire réduit aux os et à la peau, et cependant le mouvement et le sentiment y sont conservés. Il en est de même du bras droit ; mais, de plus, les doigts de la main sont à moitié fléchis, par suite de la prédominance des fléchisseurs sur les extenseurs : il peut cependant exécuter la plupart des mouvements avec ce membre, et même saisir des objets, et la sensibilité y est intacte. Le pied et la jambe gauches, mais surtout le pied, sont bien plus maigres que ceux du côté droit. Le mal a toujours commencé par les extrémités des membres pour remonter vers le tronc. L'exploration la plus minutieuse ne peut constater le plus léger symptôme de sensibilité anormale, dans la moelle épinière.

Un bain à 36° centig., et quinze douches générales de 45 à 48° centig., suivies de l'immersion du corps dans l'eau de la douche, et de fortes sueurs par l'emmaillottement, ont paru ramener un peu de force dans les muscles du bras droit ; aussi se sert-il plus facilement de ce membre, et peut-il étendre un peu mieux les doigts. Sous tous les autres rapports, son état n'a pas été modifié.

—◇—

ATROPHIE MUSCULAIRE PROGRESSIVE.

Cinquante-neuvième Observation. — 1853. — Mlle V. G...., de Mens, (Isère), âgée de 16 ans, d'un tempérament lymphatico-sanguin, d'une bonne constitution, vaccinée et n'ayant pas eu la variole, a vu la menstruation s'établir depuis un mois. La maladie dont elle est atteinte a débuté à un an et demi, me dit-elle : « La jeune fille que je vous » adresse, m'écrit son médecin, a eu, étant enfant, une atrophie des » muscles de l'épaule et surtout du deltoïde. Plusieurs applications de » caustiques n'ont pu empêcher cette affection de s'étendre à tout le » côté droit, d'où est résultée la déviation de la colonne vertébrale à » gauche. »

· Mlle G.... paraît, au premier aspect, douée de tous les attributs d'une santé florissante ; son embonpoint est satisfaisant, son teint est légèrement rosé, et elle n'accuse aucune souffrance. L'intelligence et les sens sont dans un état parfait d'intégrité. Mais, lorsqu'on l'examine au lit, la scène change bien. Les muscles des doigts, de la main, de l'avant-bras et du bras droits sont tellement atrophiés, que la peau dessine exactement la forme des os ; il en est de même des muscles des régions sus et sous-épineuse ; aussi l'omoplate de ce côté fait-elle un relief bien marqué : tout le côté droit de la poitrine, depuis la septième vertèbre cervicale jusqu'à la première lombaire en arrière, et depuis la base du col jusqu'à l'appendice xyphoïde en avant, tout ce côté a les muscles atrophiés.

Les vertèbres dorsales ont été entraînées à gauche et forment une courbure latérale dont la concavité est à droite. Les muscles des gouttières vertébrales du côté gauche s'élèvent au-dessus du sommet des apophyses épineuses ; à droite, au contraire, ces muscles ont pour ainsi dire disparu, en sorte que les apophyses épineuses et transverses se dessinent parfaitement sous la peau qui les recouvre. Les côtes droites, littéralement recouvertes par la peau, ont été entraînées en dedans, à ce point, que ce côté de la poitrine paraît avoir tout au plus le tiers de la capacité du côté gauche. Les muscles de toute cette région (angulaire de l'omoplate, petit dentelé postérieur et supérieur, grand dorsal, toute la masse formée par les pectoraux, etc.) sont complétement atrophiés. Le sein droit n'existe plus qu'à l'état rudimentaire, et contraste avec celui du côté gauche, qui est ferme, arrondi et fortement développé. Toutes les autres parties du corps de cette jeune fille sont parfaitement conformées, et pêcheraient plutôt par un excès de développement que par trop de gracilité ; aussi ne peut-on se défendre d'un profond sentiment de tristesse lorsque, les larmes dans les yeux, elle vous montre son bras et le côté droit de sa poitrine, réduits à l'état de squelette, et contrastant douloureusement avec le bras et le côté opposés. Le sentiment est partout conservé, et elle peut encore exécuter quelques mouvements, peu étendus, il est vrai, avec le membre atrophié.

Quelques bains et douches qu'elle prit, n'ont amené aucun changement dans son état.

------◇------

ATROPHIE MUSCULAIRE PROGRESSIVE.

Soixantième Observation. — Un de mes honorables confrères du département de l'Isère, âgé de 40 ans, d'un tempérament bilieux et d'une bonne constitution, n'avait eu d'autres maladies que quelques douleurs rhumatismales, peu intenses d'ailleurs, dans les muscles du dos et des membres. Une santé robuste et un système musculaire assez développé, lui avaient permis de supporter facilement les fatigues que lui imposait une nombreuse clientèle de campagne. Il n'avait jamais eu de maladie syphilitique. Il y a huit ans, M. X...., sans autre cause appréciable que des ennuis et des courses faites souvent par la pluie ou par des froids rigoureux, éprouva un sentiment presque indéfinissable de fatigue dans les mains et les bras ; en même temps il lui semblait que sa tête devenait plus pesante, et que, contre

son habitude, il la portait inclinée. Il s'aperçut bientôt que les muscles
de la partie postérieure du cou, de l'épaule, et surtout des mains,
maigrissaient et s'affaiblissaient. Comme il n'éprouvait ni douleur
dans la portion cervicale de la moelle épinière, ni crampes ni fourmillements dans les membres supérieurs, et que cependant l'atrophie
et la faiblesse musculaires augmentaient malgré tous les remèdes mis
en usage, il alla à Montpellier, pensant qu'un climat plus chaud et les
soins de ses anciens maîtres triompheraient de cette singulière affection. Vaine espérance, car, ni les moxas, ni les préparations de noix
vomique, ni l'électricité, ne purent arrêter les progrès du mal. Les
eaux de Balaruc, celles d'Aix (Savoie), d'Uriage, d'Allevard et de la
Motte, prises pendant plusieurs années, et où il passe presque tous ses
étés, n'ont pas eu plus de succès. J'en dirai autant de l'hydrothérapie
qu'il a employée à Lyon pendant plusieurs mois. Enfin, un traitement
qu'il fit à Paris, où il espérait trouver sa guérison, fut tout aussi impuissant. « De tous les traitements auxquels j'ai eu recours, me disait-
il cette année, le traitement par les petits moxas sur les côtés des
vertèbres cervicales, a été celui qui m'a paru avoir le plus enrayé les
progrès du mal. Je passe les hivers sous un climat chaud et la belle
saison aux Eaux, parce que j'ai remarqué que la chaleur et les eaux
thermales rendaient plus lents les progrès de mon étrange maladie. »

Voici, d'ailleurs, dans quel état il est aujourd'hui :

Les organes de la respiration, de la circulation, et les voies digestives, sont dans un état parfait d'intégrité. Il n'existe aucun trouble
du côté de l'intelligence ni des sens, et le sentiment est partout conservé. La face est d'une teinte un peu terreuse, les contours en sont
moins arrondis et plus accusés qu'autrefois, en un mot, elle maigrit,
et on devine plutôt qu'on ne voit qu'il y a là un commencement d'a-
trophie. La tête est fléchie sur le thorax et portée en avant, et ce n'est
que par un brusque mouvement qu'il parvient à la replacer dans l'axe
du corps, qu'elle abandonne bientôt pour reprendre sa position première. Tous les muscles de la partie postérieure du cou (trapèze, sple-
nius, complexus, rhomboïde, etc.) sont tellement atrophiés, que la
peau semble collée sur les os et les parties fibreuses, dont elle accuse
les moindres saillies. Les muscles des épaules, et surtout le deltoïde,
ainsi que ceux des omoplates (sus et sous-épineux), sont également
atrophiés ; ceux des bras n'ont encore subi aucune atteinte, du moins,
en apparence ; mais il n'en est pas de même de ceux de l'avant-bras, où
l'atrophie est déjà considérable, et surtout dans les muscles extenseurs.
Ses mains, qui ont été affectées les premières, ou du moins en même
temps que la région cervicale postérieure, présentent une atrophie musculaire telle, qu'il n'y a plus ni éminence thénar ni éminence hypothénar;
les muscles des autres parties des mains sont un peu moins atrophiés.
Les doigts, demi-fléchis, peuvent encore saisir et presser un corps même assez petit, mais ils ne peuvent s'étendre entièrement ; quant aux
pouces, ils ont bien encore quelques faibles mouvements d'adduction et

d'abduction , mais ils ne peuvent être opposés aux autres doigts , ni la première phalange être fléchie sur la seconde ; aussi sont-ils complétement inutiles, et gênent-ils plutôt qu'ils ne servent au malade. Les muscles de la partie antérieure du cou et du thorax ont subi aussi un commencement d'atrophie. Toutes les parties atteintes par le mal contrastent d'une manière frappante avec le reste du corps , où l'on remarque des muscles puissants et bien développés. Les mouvements sont bornés, et la force diminuée en raison des progrès de l'atrophie , mais nulle part il n'y a paralysie complète.

RÉSUMÉ.

———◇◇◇———

J'ai donné d'abord quatorze observations d'hémiplégie, dont dix sont dues à une seule attaque d'apoplexie ; ce sont les première, deuxième, troisième, quatrième, sixième, septième, huitième, neuvième, onzième et douzième.

La première a eu pour cause l'exposition à un froid rigoureux, puis à la chaleur intense d'un feu vif ; la deuxième est due à une chute violente ; la troisième est survenue pendant le sommeil, ainsi que la septième, à laquelle paraît avoir disposé une hypertrophie du cœur ; la neuvième s'est manifestée sous l'influence d'une forte impression morale ; la douzième, à la suite d'efforts de défécation ; la quatrième reconnaît pour cause une prédisposition héréditaire ; la suppression du flux menstruel a déterminé la huitième ; l'habitation dans un lieu humide, un tempérament sanguin, un repas copieux et d'abondantes libations, sont les causes de la sixième ; je n'ai pu trouver la cause de la onzième. L'observation dixième est un exemple d'apoplexie séreuse par métastase. Nous trouvons, comme causes probables des deux attaques du malade de l'observation quatorzième, la goutte, des accidents syphilitiques tertiaires, et une conformation apoplectique bien marquée. La malade de la cinquième observation a eu une inflammation circonscrite du cerveau, suivie probablement de ramollissement et d'épanchements multiples. Enfin, la treizième est remarquable par l'étendue de la paralysie, qui, outre la moitié gauche du corps et le membre inférieur droit, a porté sur les organes de la respiration, sur le larynx, le pharynx et l'œsophage, et a donné lieu à la déviation de la luette du côté opposé à l'hémiplégie.

Sur ces quatorze cas, huit fois l'hémiplégie a siégé à gauche et six fois à droite ; cinq fois la langue a été paralysée ; il y a eu quatre fois paralysie du sentiment dans les parties frappées, et trois fois l'intelligence a subi une atteinte marquée. Enfin, quatre ont été guéris, cinq bien soulagés, trois un peu soulagés, et deux n'ont obtenu aucun effet appréciable.

Je me suis appliqué, comme on le voit, à réunir des observations aussi variées dans leurs causes et dans leurs symptômes, que dans les modifications qu'elles ont éprouvées sous l'influence du traitement thermal. Ce choix nous permettra de bien apprécier la valeur thérapeutique des Eaux de la Motte, dans tous les cas d'hémiplégie qui peuvent se présenter. Ces réflexions conviennent également aux autres observations. En effet, les douze qui suivent sont des exemples d'affections graves du cerveau, et surtout de ramollissement. Les nnos 16, 17 et 26 sont la conséquence d'accidents syphilitiques ; — les nnos 15 et 22 sont le résultat d'une encéphalite ; — le no 19 a coïncidé avec la ménopause ; — le no 20 a succédé à une commotion ; — le principe goutteux et une commotion cérébrale paraissent avoir déterminé l'affection du cerveau pour le no 21 ; — la maladie du no 23 est née de congestions, ou plutôt d'encéphalites causées à trois reprises différentes par trois accouchements. — Les observations dix-huitième, vingt-quatrième et vingt-cinquième ne présentent pas de cause bien appréciable. Cinq ont été guéris, quatre bien soulagés, et trois un peu soulagés.

Les observations vingt-sept à trente-neuf inclusivement,

sont des exemples de paraplégie due à des myélites de causes bien diverses, et sur lesquelles je reviendrai, lorsque je m'occuperai de l'action de l'eau de la Motte dans ce genre d'affection. Viennent ensuite quatre observations de myélite, suite de carie vertébrale.

Comme pour les observations précédentes, j'ai cherché à réunir un ensemble qui offrît des exemples de myélite aussi variés par leurs causes que par leurs symptômes et leur gravité.

Sur ces dix-sept cas de paraplégie, dix ont été guéris, cinq soulagés, et deux n'ont obtenu aucun amendement.

Les observations quarante-quatrième et quarante-cinquième sont deux exemples d'affection cérébrale, due, l'une au principe goutteux, l'autre au principe rhumatismal. Je n'ai pas cru devoir multiplier les faits de ce genre, sur lesquels j'aurai à revenir, à propos des maladies rhumatismales, et contre lesquelles, d'ailleurs, la puissance thérapeutique des Eaux thermales et salines fortes est justement et universellement reconnue.

J'ai réuni, sous la dénomination de névropathie, deux faits qui ont entre eux beaucoup de points de contact, et qui me paraissent dus à une de ces maladies du système nerveux *incertæ naturæ et incertæ sedis.*

Des trois observations quarante-huitième, quarante-neuvième et cinquantième, la première est une encéphalite chronique, suite d'une méningo-encéphalite aiguë; la seconde est une encéphalo-spinite, ayant débuté chroniquement; enfin, la troisième est une encéphalite chronique par cause traumatique.

Les paralysies partielles, suite de contusions ou de luxations, sont si fréquentes et si faciles à guérir, que j'ai cru devoir me borner à citer les deux observations cinquante-unième et cinquante-deuxième.

Je n'ai donné qu'une observation (la cinquante-troisième) d'encéphalite des vieillards.

Une affection que j'ai toujours rencontrée chez les personnes âgées, et que je crois être au moins autant le résultat de l'ossification des parois artérielles que de l'atrophie des nerfs des extrémités, m'a paru mériter une mention spéciale ; aussi en ai-je consigné ici trois observations.

Vient ensuite une observation d'accidents nerveux dus à l'empoisonnement métallique.

Enfin, j'ai terminé par trois cas d'atrophie musculaire progressive.

Ces faits, auxquels nous joindrons bientôt des observations de névroses et de névralgies, formeront, je pense, un faisceau assez fort pour servir de point d'appui solide à la théorie que nous nous sommes faite sur le mode d'action des Eaux de la Motte dans les maladies du système nerveux.

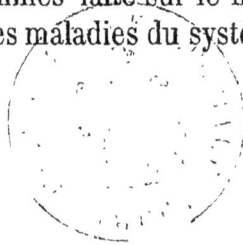

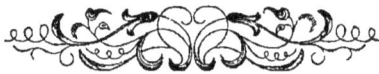

1855[1].

———◆◇◆———

Avant de passer à l'examen critique des observations précédentes, je crois utile de présenter quelques considérations générales sur les eaux de la Motte et sur les effets physiologiques et thérapeutiques dus à leurs principes minéralisateurs et à leurs divers modes d'emploi.

Nature des roches du bassin de la Motte.

« Les bases des montagnes de la Motte appartiennent aux grès à anthracite. Suivant quelques géologues, ces grès seraient contemporains du grès houiller. M. Hélie de Beaumont place les grès à anthracite des Alpes sur le même horizon que le second étage du *lias*. Les grès de la Motte sont recouverts en couches concordantes par des calcaires noirs renfermant beaucoup de *bélemnites*. Ces calcaires sont *jurassiques*, et forment le deuxième étage du calcaire à *griphée arquée*[2]. »

Sources thermales.

Au couchant de la vallée de la Motte, coule le Drac encaissé dans une grande partie de son parcours entre deux

[1] On a, dans la 1re livraison, mis souvent le mot *sentiment* pour *sensibilité*; il suffit de signaler cette erreur pour éviter toute méprise.
[2] Note de M. E. Gueymard, ingénieur en chef des mines.

6

rochers à pic ayant 5 à 600 mètres d'élévation. Ces rochers ont été violemment séparés à l'époque de quelque grand cataclysme, car on y voit les saillies répondre aux anfractuosités et les sommets aux sommets, d'une manière si évidente, qu'on croirait que la dislocation date d'hier.

C'est au fond de ce gouffre qui sert de lit au Drac, et sur la rive droite de ce torrent, que sourdent les eaux thermales divisées en trois groupes.

Le premier forme la source du *Puits*, ainsi nommée parce que les quatre à cinq griffons qui la composent, placés au fond d'une espèce d'entonnoir à section elliptique très-allongée, et creusés dans le calcaire schisteux en place, ont été entourés d'une enceinte en maçonnerie pour les protéger contre les invasions du torrent voisin. Cette source, qui débitait 3,607 hectolitres par 24 heures, en 1839, ne donna plus, en 1843, que 1,357 hectolitres.

Le deuxième groupe, appelé *Source de la Dame*, est à 115 mètres en aval de celle du Puits, et jaillit, comme elle, des fentes du calcaire schisteux en place. Elle débite 4,320 hectolitres en 24 heures; mais une partie seulement (2,448 hectolitres) a été captée et est utilisée.

Enfin, le troisième groupe sourd dans le lit même du torrent et lui livre ses eaux; son volume est environ de 1,000 hectolitres en 24 heures.

Ainsi le volume des Eaux minérales est de 6,677 hectolitres en 24 heures, dont 3,805 arrivent à l'établissement.

La température de l'eau du Puits oscille entre 56 et 58° centigrades;

La température de l'eau de la Dame est de 60 à 63°.

Examinée à toutes les époques de l'année et après de grandes pluies, comme pendant une grande sécheresse, la température de ces deux sources n'a jamais varié que dans les proportions ci-dessus indiquées.

Depuis plus de dix ans, je fais évaporer de l'eau minérale puisée tantôt en été, tantôt en hiver, et j'ai constaté que la quantité de principes fixes variait de 7 à 8 grammes par litre. (*Voir l'analyse, 1re livraison, page 7.*)

Nature et quantité des principes minéralisateurs contenus dans un bain d'eau de la Motte.

Bien des personnes, des médecins même, croient peu aux vertus curatives et à la puissance thérapeutique qu'on attribue aux sources minéro-thermales, et font honneur des guérisons qu'on y obtient, bien plus au déplacement des malades, à l'éloignement des causes qui entretenaient le mal, qu'aux principes minéralisateurs contenus dans l'eau de ces sources. Sans nier l'influence que l'oubli des affaires, le changement dans les habitudes, etc., etc., peuvent avoir sur une maladie, je crois que les eaux en ont une plus puissante encore. Qu'on en juge :

L'eau de la Motte contient 7 gr. 40 centigr. de principes fixes par litre. Il entre environ trois hectolitres d'eau dans un bain (y compris l'eau qu'on ajoute pour maintenir sa température); or, cette quantité d'eau tient en dissolution 2,220 grammes de substances salines qui se décomposent ainsi :

Carbonate de chaux (primitivement à) *id.* de magnésie (l'état de bi-sel.) · · · ·	240^{g}00
Sulfate de chaux........................	495,00
id. de soude........................	231,00
id. de magnésie.....................	36,00
Chlorure de sodium......................	1,140,00
id. de magnésium..................	42,00
id. de potassium..................	18,00
Bromure alcalin........................	6,00
Silicate d'alumine.......................	6,00
Crénate et carbonate de fer...............	6,00
Arsenic................................	0,33
Iode Manganèse. } non dosés.	
TOTAL.........	2,220^{g}00

Toutes les fois qu'il prend un bain, le malade a donc, pendant une ou deux heures, toute la surface cutanée plongée dans un milieu favorable à l'absorption, et contenant 2,220 grammes de principes médicamenteux (je néglige ce qui peut pénétrer par les voies respiratoires) ; enfin, s'il prend 20 bains pendant son traitement, la somme des principes salins, avec lesquels il a mis son corps en contact, n'est pas moindre de 44,400 grammes.

A la Motte, on boit de 1 à 3 litres d'eau minérale par jour ; un baigneur a donc, pendant son traitement (je le suppose de 20 jours), ingéré en moyenne, dans les voies digestives, 40 litres, qui contenaient 296 grammes de principes minéralisateurs.

Ce serait ici le lieu, peut-être, de discuter la question de l'absorption cutanée ; mais cette absorption a été si souvent et si péremptoirement prouvée par les expériences de Westrumb, d'Edwards aîné, de Berthold, de Simpson, de Collard de Martigny, etc., et par celles plus récentes de M. Homolle, que je me bornerai, sur ce point, à donner la conclusion finale de ce dernier et habile expérimentateur.

« L'eau est absorbée par le tégument externe dans le bain. Lorsque les bains sont chargés de substances minérales ou organiques, l'absorption a lieu comme si la peau était douée d'une propriété non constatée encore, d'une sorte de force catalyptique, en vertu de laquelle elle opérerait un départ entre les molécules constituantes de certains composés chimiques, pour exercer une absorption élective sur l'un des composants, à l'exclusion de l'autre. »

En outre, la vapeur humide qui s'élève du bain présente à l'absorption pulmonaire des principes salins. Ce fait, quoi qu'on ait dit, est pour moi incontestable, car, d'où viendraient les cristaux de chlorure de sodium qui se forment sur les parois des murs en contact avec cette vapeur, et, comme je l'ai souvent éprouvé, la saveur bien prononcée de ce sel sur les lèvres, dès qu'on est resté quelques instants dans un bain qui en contient? Au reste, les expériences de M. Thénard, sur les vapeurs, au Mont-d'Or, et de M. O. Henry, à Vichy, sont bien propres à dissiper les doutes à cet égard.

Quelques mots sur l'action physiologique des sels qui minéralisent l'eau de la Motte.

Chlorure de sodium.

Je commencerai par le chlorure de sodium, si abondant dans cette eau. Je ne puis mieux faire que de citer les lignes suivantes, dues à M. le professeur Bérard, et où il a, d'une manière aussi complète et aussi concise que possible, apprécié le rôle de ce sel dans l'organisme.

« La tendance[1] instinctive des animaux à la consommation du chlorure de sodium est justifiée par le rôle que jouent dans l'économie les parties constituantes de ce sel.

» La soude du chlorure de sodium est nécessaire à la composition du sang ; elle est nécessaire aussi à la composition de la bile, à laquelle elle donne son alcalinité. Le sel marin fournit aussi l'acide chlorhydrique du suc gastrique. Des expériences intéressantes ont montré que les sels neutres, et par conséquent le chlorure de sodium, si abondant dans le sérum du sang, avaient une influence notable sur *l'artérialisation* de ce liquide. Enfin, il résulte des recherches de M. Mialhe, que le chlorure de sodium, pouvant former, avec certaines substances, des composés *solubles*, facilite l'absorption de ces dernières, lorsqu'elles sont ingérées dans le tube digestif. »

Sulfate de soude. — Sulfate de magnésie. — Chlorure de magnésium. — Chlorure de potassium. — Bi-carbonate de chaux. — Bi-carbonate de magnésie.

Après le chlorure de sodium, qui, dans un bain d'eau de la Motte, est à la dose de 1,140 grammes, je parlerai des

---

[1] Cours de physiologie fait à la Faculté de médecine de Paris, par P. Bérard. — Paris, 1848, 1re leç., pag. 61.

sels de soude, de magnésie et de potasse, doués de proprié-tés à peu près semblables à celles du sel marin, et qui entrent pour plus de 327 grammes dans la quantité de principes minéralisateurs contenus dans un bain. Comme le chlorure de sodium, ces sels ou leurs bases existent normalement dans le corps humain ; c'est à eux principalement que l'eau de la Motte doit son action purgative. Aux bicarbonates de chaux et de magnésie est due son alcalinité.

L'action de ces corps sur l'homme sain et sur l'homme malade est trop connue pour qu'il soit nécessaire de signaler leur utilité dans les maladies des organes splanchniques du tube digestif, des voies urinaires, dans la dysménorrhée, dans la goutte, le rhumatisme, etc., etc. Il suffit, je pense, que j'en aie donné l'énumération et la quantité, pour faire apprécier toute leur valeur thérapeutique.

Iodure alcalin. — Bromure alcalin.

Je n'insisterai pas davantage sur l'iode et le brome, ces fondants, ces anti-scrofuleux par excellence ; que pourrais-je ajouter aux travaux des Coindet, Lugol, Magendie, Pourché, etc., etc.?

Crénate et Carbonate de fer. — Manganèse.

J'en dirai autant du fer, rendu plus assimilable par son union à l'acide crénique, et du manganèse, parties intégrantes et indispensables du sang ; leur association, comme l'ont prouvé les travaux récents du docteur Pétrequin, ajoute encore à leur puissance thérapeutique dans la chlorose, l'anémie, les scrofules et ses innombrables manifestations, ainsi que chez les malades épuisés par des caries, des tumeurs blanches, etc., etc. Comme les précédents, ces corps font partie des éléments existant dans les êtres organisés.

Arsenic.

La découverte toute récente d'un sel arsenical dans quelques sources minérales a ému le monde savant, et chacun s'est empressé de faire au nouveau venu un brillant accueil. On a vanté tour à tour ses vertus anti-périodiques, anti-névralgiques, anti-cancéreuses, diurétiques, sudorifiques, etc., et sa puissance médicatrice dans les maladies cutanées, dans quelques affections de la poitrine, dans les névroses, et même dans les maladies syphilitiques; en un mot, on a cru trouver dans cet énergique agent thérapeutique l'explication de bien des guérisons opérées par certaines eaux minérales. Convaincu, comme mes confrères, de la valeur de ce principe minéralisateur, j'ai voulu savoir s'il existait dans les eaux de la Motte; en conséquence, je fis, en 1849[1], avec M. H. Breton, des expériences qui ont été consignées dans la *Gazette médicale* de Lyon, numéro du 31 mai 1851. Je donnerai seulement les conclusions de ce travail :

1° Il existe de l'arsenic dans les dépôts ocreux des deux sources de la Motte-les-Bains;

2° L'eau des deux sources de la Motte-les-Bains contient environ 0^{g}0011^{mm} d'arsenic par litre ;

3° L'eau de la Motte perd une partie de son sel arsenical par son exposition à l'air.

M. Thénard pense que l'arsenic contenu dans les eaux minérales est à l'état d'*arséniate de soude*, et M. Caventon, à l'état d'*arsénite de chaux*, ou de *sesqui-arsénite de fer*. Je pense que c'est à ce dernier état qu'il se trouve dans l'eau de la Motte.

On le voit, ce n'est ni la quantité ni la valeur thérapeutique des principes minéralisateurs qui manquent aux eaux de la Motte; aussi quelques personnes auraient-elles de la

---

[1] C'est à la même époque que je constatai la présence de l'iode dans les eaux de la Motte-les-Bains.

tendance à redouter leur action énergique. Il serait sans doute rien moins que prudent de prendre les eaux de la Motte sans en avoir besoin ; mais, cela reconnu, que signifie le reproche fait à un remède, d'être trop *fort?* Reconnaissons que ce reproche n'en est pas un ; bien loin de là, c'est un éloge, car il est toujours facile d'atténuer la force d'action d'un médicament, tandis qu'on ne saurait donner des vertus à celui qui est essentiellement *inerte*.

ACTION DE L'EAU DE LA MOTTE.

Sur les végétaux.

L'eau de la Motte active la végétation et donne aux plantes une coloration plus intense, comme je le constate chaque année dans la portion de prairie qu'on arrose avec cette eau. Cette intensité de couleur est portée à un point tel, qu'après la dessiccation du foin elle permet toujours de reconnaître les plantes qui ont crû sous l'influence des irrigations faites avec l'eau minérale.

Sur les animaux.

L'eau de la Motte est recherchée par les animaux et surtout par les herbivores, qui la boivent avec avidité.

A l'époque où on apportait à l'établissement l'eau minérale à dos de mulets, j'ai vu souvent ces animaux boire jusqu'à 40 litres de suite et chercher à mordre les autres mulets qui s'approchaient de leurs baquets. J'ai vu, sous l'influence de cette eau, ces mulets exténués par le pénible service qu'ils faisaient, reprendre de l'appétit et de l'embonpoint, et leur poil en partie tombé repousser plus épais et plus brillant que jamais.

J'ai vu un cheval qui, par suite d'un écart, avait eu une

diastase de la hanche, suivie bientôt d'un énorme gonflement de tout le membre, combattu en vain par le repos et un
emplâtre vésicant ; j'ai vu, dis-je, sous l'influence de douches d'eau de la Motte, ce membre revenir à son volume
normal et recouvrer la plénitude de ses mouvements et sa
force première.

Du regain qui avait crû avec exhubérance sous l'influence
d'irrigations faites avec l'eau de la Motte, et qui, sec, avait
conservé une coloration verte très-prononcée, fut donné à
des vaches, qui le mangèrent d'abord avec avidité : leurs
matières fécales prirent dès le début une teinte plus verte,
puis perdirent de leur consistance et devinrent enfin liquides ; en même temps ces animaux refusèrent cet ali-
ment. On leur donna d'autre foin, et tous ces phénomènes
se dissipèrent promptement. Un second essai avec ce regain amena les mêmes effets ; on le mêla avec de la
paille et les vaches alors le mangèrent facilement, et leurs
évacuations ne présentèrent plus d'autre phénomène qu'une
coloration plus foncée.

Sur l'homme.

Appareil de l'innervation. — L'eau de la Motte a sur
le système nerveux une action excitative très-marquée.
Cette irritabilité est portée quelquefois au point d'amener
un tremblement nerveux que j'ai vu persister longtemps
encore après l'usage des eaux. Aussi, lorsque l'idiosyncrasie
du malade peut faire redouter un effet aussi exagéré, doit-
on mitiger l'eau minérale avec de l'eau douce ou faire mettre de l'amidon ou de la gélatine dans le bain.

Cette action se manifeste encore par une notable diminution de sommeil, diminution qui peut aller jusqu'à l'in-
somnie. C'est surtout en boisson, comme je l'ai éprouvé
moi-même, que l'eau de la Motte exerce cette action anti-
hypnotique ; il suffit, pour l'affaiblir, de couper l'eau avec
un peu de lait.

Appareil de la digestion. — Nicolas, dans son *Précis de l'analyse des eaux thermales de la Motte* (1780, p. 30 et 31), s'exprime ainsi: « Ces eaux sont un purgatif doux et bienfaisant quand on en boit avec modération et pendant plusieurs jours de suite. »

« Bue de cette manière, soit à la source, soit au loin, l'eau de la Motte est apéritive, désobstruante, stomachique, très-efficace contre les fleurs blanches, les opilations, les jaunisses invétérées, la suppression des règles, les obstructions des viscères et tous les maux qui dérivent de ces principes. Elles sont spécifiques contre les faiblesses d'estomac, dont elles rétablissent les fonctions lorsqu'elles sont troublées par une pituite tenace et glaireuse qui occasionne des flatuosités et ce gonflement incommode qui tient de si près à l'hypocondriacisme. On connaît leur efficacité contre les paralysies, les hémiplégies, les douleurs de rhumatisme et de sciatique.... »

« Les eaux de la Motte, à la chaleur près, sont à deux cents lieues ce qu'elles étaient à la source. Cette considération les rend bien recommandables pour les personnes qui mènent une vie oisive, vivent dans la bonne chère et les plaisirs ; ces personnes devraient tous les ans, au printemps, boire les eaux de la Motte de la manière prescrite ci-dessus. »

Je puis affirmer que cette eau n'a rien perdu de ses vertus depuis cette époque, et, pour ne parler que de son action sur le tube digestif, je dirai qu'en 1852, sur 163 malades ayant bu 2 à 8 verres d'eau minérale chaque matin, 45 avaient été fortement purgés, 19 l'avaient été faiblement, et 34 avaient eu des selles plus fréquentes. En 1853, 159 baigneurs avaient bu de l'eau minérale, et 88 avaient obtenu un effet purgatif bien marqué. L'observation m'a appris que cet effet se prolonge longtemps encore après les eaux : ainsi, des hémiplégiques, des vieillards goutteux ou rhumatisants qui ne pouvaient aller spontanément à la selle, ont recouvré cette faculté à la Motte et l'ont conservée plusieurs mois encore après leur départ. Mais cette action est souvent annihilée, parce que les malades prennent leur douche et transpirent dans le maillot peu d'instants après avoir bu l'eau minérale. Bien rarement elle augmente la constipation, et dans ce cas, il suffit ordinairement de la couper avec un cinquième de lait pour lui rendre sa vertu laxative. Je ne l'ai jamais vue d'ailleurs provoquer de coliques. Cependant elle exerce sur le tube digestif une action excitante non douteuse et qui se manifeste le plus souvent par un accroissement notable dans l'activité des fonctions digestives.

Appareil des sécrétions. — L'effet le plus constant de l'eau de la Motte en boisson et en bain, est l'effet diurétique qu'elle doit à plusieurs des corps qui la minéralisent.

Son action sur les sécrétions de la muqueuse digestive est surabondamment prouvée par sa vertu laxative.

Quant à son action sudorifique, je ne sais pas si ses principes minéralisateurs peuvent avoir quelque influence ; mais j'ai vu souvent chez des malades enveloppés dans la couverture de laine après la douche, la sueur percer couverture, matelas et paillasse, et mouiller même le plancher.

L'alcalinité de l'eau de la Motte, et surtout les sels de soude et l'observation clinique, ne laissent pas de doute touchant son action sur l'appareil sécréteur de la bile.

Os , cartilages , tissus fibreux , etc. — L'eau de la Motte possède une action fondante et résolutive des plus manifestes sur les diverses productions analogues à ces tissus. On sait en effet que l'emploi des eaux salines fortes s'oppose à la formation du cal dans les fractures, et chaque année je vois se résoudre des nodosités calcaires, *gypseuses*, comme les appelait Portal, chez des sujets atteints de goutte ou de rhumatisme. C'est encore à cette action que je rapporte la diminution ou la guérison de certaines douleurs souvent accompagnées d'œdème et de froid aux extrémités chez les vieillards, phénomènes dus à l'ossification de la membrane moyenne des artères.

Les corps qui minéralisent l'eau de la Motte ne sauraient expliquer ces effets, et la présence des sels calcaires semblerait même les contredire ; mais j'attribue cette action à l'augmentation de l'activité de toutes les fonctions et surtout des sécrétions, en un mot aux effets spoliateurs résultant de certains modes d'emploi des eaux de la Motte, et dont je parlerai plus tard.

Système lymphatique. — « Aujourd'hui, disait M. Patissier dans le rapport des eaux minérales fait à l'Académie royale de Médecine de Paris en 1841, aujourd'hui que les chimistes sont parvenus à découvrir la présence du *brome* (qui, comme on le sait, a beaucoup d'analogie avec l'iode), dans les sources de Bourbonne, Balaruc, la Motte et dans l'eau de mer, il est facile de se rendre compte de la puissance curative de ces eaux contre les nombreux désordres de l'affection scrofuleuse. » A l'action si énergique du *brome*, il faut joindre celle non moins précieuse de l'*iode* qui existe aussi dans l'eau de la Motte, comme je l'ai démontré ; les sels de fer et de manganèse en modifiant la composition du sang, l'action tonique, excitante même qui résulte de la quantité et de la qualité des principes salins contenus dans cette eau, enfin l'élévation du pays au-dessus du niveau de la mer et l'air pur et sec qu'on y respire, tout cet ensemble fait des eaux de la Motte la médication la plus puissante qu'on puisse opposer aux maladies du système lymphatique.

Système cutané. — Le traitement par l'eau de la Motte provoque quelquefois une éruption (*psydracia thermalis*), qui revêt le plus souvent la forme de la milliaire, de l'urticaire ou de plaques scarlatinoïdes. Cette *poussée* est d'ailleurs assez rare.

En bains tièdes et *à fortiori* en bains frais, l'eau de la Motte exerce, sur le système cutané, une astriction et une force de cicatrisation des plus énergiques. Ainsi la peau devient rude au toucher, les œdèmes se dissipent, les ulcères guérissent promptement, et les exutoires se ferment souvent, malgré tous les efforts pour les maintenir. Ne serait-ce pas encore à cette propriété d'astriction qu'il faut rapporter cette aberration de la sensibilité cutanée qui fait que le baigneur est sans cesse porté à augmenter la température de son bain, température qui ne lui paraît jamais trop élevée, quoiqu'elle atteigne souvent 40 degrés centig. et plus?

Muqueuses. — Cette action astringente et réparatrice n'est pas moindre sur les muqueuses : un exemple suffira pour la faire apprécier.

Un officier supérieur, grand fumeur, avait la langue littéralement dépouillée de son épiderme ; la surface en était d'un rouge intense et d'une sensibilité telle, qu'il ne pouvait manger que de la bouillie, et que la seule action de parler lui occasionnait de vives souffrances. La muqueuse qui tapisse la voûte palatine, la partie interne des joues et l'isthme du gosier, n'était pas moins irritée. Quoiqu'il eût cessé de fumer, et malgré l'emploi de nombreux remèdes, le mal avait persisté tout un hiver, et M..... commençait à se croire incurable, lorsqu'il vint à la Motte. De simples gargarismes avec l'eau minérale et quelques bains eurent un effet si merveilleux, que dix jours de ce traitement n'étaient pas écoulés que M..... put manger, parler et même fumer. Depuis, il fait habituellement usage d'eau de la Motte en gargarisme, et il n'a pas revu cette maladie, qui, disait-il, empoisonnait son existence.

N'est-ce pas aussi à ce mode d'action que sont dus les bons effets de l'eau de la Motte dans les catarrhes de la vessie, dans la leucorrhée et dans les blennorrhagies chroniques?

Enfin, n'est-ce pas encore à la même cause qu'on doit attribuer en partie l'action tonique qu'elle exerce sur les voies digestives?

En boisson.

Outre ses propriétés diurétique, laxative et sudorifique dont j'ai parlé déjà, l'eau de la Motte doit à plusieurs des corps qui la minéralisent, et principalement à l'iode, au brome, au fer, au manganèse, à l'arsenic, etc., une action altérante bien utile dans certaines affections, comme dans la scrofule, les maladies syphilitiques invétérées, les maladies des os, etc. Je prescris dans ces cas de commencer par deux à trois verres et d'augmenter d'un verre chacun des jours suivants; par ce moyen, la *tolérance* s'établit, et je parviens à faire boire trois à quatre litres par jour sans provoquer aucune perturbation dans les fonctions de l'économie.

En bains.

Bains froids. — Ce n'est que dans certaines névroses que j'ai eu recours à ce genre de bain, et même, dans ces cas, je leur préfère, et de beaucoup, les douches écossaises ou les douches alternativement chaudes et froides. Avec celles-ci, en effet, on n'a pas à craindre de voir l'organisme impuissant à produire la réaction.

Bains tempérés. — Ils sont surtout utiles dans les maladies chroniques des viscères abdominaux, dans la gravelle, les calculs biliaires, dans les rhumatismes vagues ou nerveux, etc., et toutes les fois qu'il s'agit de favoriser une répartition plus uniforme des divers fluides, et de régulariser l'action des différents organes. Ces bains ont une action tonique générale qui se manifeste par l'augmentation des forces et une activité plus grande dans les fonctions digestives. L'expérience suivante fera apprécier son action physiologique.

BAINS A 35°.

Avant d'entrer dans le bain.	Température de mon corps, prise sous la langue, 37° 1/2. 78 pulsations par minute. 18 inspirations *id.*
Dans le bain, après demi-heure.	Température de mon corps, 37° 1/2. 64 pulsations par minute. 14 inspirations *id.*

Dans le bain, après une heure.
{ Température de mon corps, 37°.
60 pulsations par minute.
15 inspirations *id.*

A la fin de l'expérience, le bain était à 34°.

J'ai souvent renouvelé cette expérience sur moi et sur d'autres baigneurs, et j'ai toujours constaté des effets analogues.

Bains chauds. — Plongé dans de l'eau de la Motte à 40° et au-dessus, le baigneur ressent une impression de chaleur qui ne lui paraît avoir rien d'exagéré : mais bientôt le pouls s'accélère, la peau devient turgescente, et s'il promène les doigts sur quelque partie de son corps, il éprouve une sensation assez semblable à celle que fait percevoir une légère couche de poussière, sensation souvent pénible, surtout chez les personnes nerveuses. Plus tard, sa face devient vultueuse, ses yeux larmoyants, ses artères battent avec violence, une sueur abondante inonde son visage, sa tête devient pesante, et presque toujours, si le séjour dans l'eau a été prolongé, au sortir du bain survient la défaillance. Ces bains ont, comme on le voit, une action éminemment perturbatrice, et ne sont employés que dans des cas rares et bien spécifiés.

Bains locaux. — Les bains locaux ont le grand avantage de pouvoir être prolongés et répétés plusieurs fois dans la journée. On peut encore abaisser ou augmenter beaucoup leur température, suivant l'effet qu'on veut obtenir. J'ai eu souvent à m'en louer dans les paralysies partielles, les atrophies, les caries, les nécroses, les tumeurs blanches, etc.

En douches.

Douches chaudes. — La température de ces douches varie de 45 à 50°. Le baigneur, assis sur un tabouret placé dans une baignoire, reçoit sur les parties du corps désignées, un jet d'eau plus ou moins fort, plus ou moins

chaud, suivant les prescriptions du médecin : il est bientôt
enveloppé d'une atmosphère chaude et humide, qui mouille
la surface de son corps, ouvre les pores de sa peau et provoque la sueur. Le massage est, en outre, exercé si on le
juge utile. On comprend combien il est prudent que le malade reçoive une douche aussi chaude en ayant la partie inférieure du corps plongé dans une baignoire où s'accumule
l'eau minérale. Sa durée est de 15 à 30 minutes, et immédiatement après le malade se plonge dans le bain où il reste
encore de 2 à 10 minutes. Il est ensuite séché, enveloppé
dans des vêtements de laine et couché dans son lit, où s'ac-
complit une diaphorèse portée souvent au point de percer
matelas et paillasse. C'est surtout dans les rhumatismes, la
sciatique, certaines manifestations de la scrofule, les tumeurs blanches, les luxations spontanées, les paralysies, etc.,
qu'on emploie ces douches avec succès.

Les deux expériences suivantes feront apprécier leur manière d'agir.

1re EXPÉRIENCE.

Homme de constitution moyenne, d'un tempérament
lymphatico-nerveux, atteint de sciatique sans complication
aucune.

L'eau de la douche a été successivement élevée de 45
à 47°.

Avant de prendre la douche.	Température du corps, prise sous la langue, 37° 1/2. 72 pulsations par minute. 18 inspirations *id.*
Après 5 minutes de douche.	Température du corps, 37° 1/2. 81 pulsations par minute. 24 inspirations *id.*
Après 15 minutes de douche.	Température du corps, 39°. 104 pulsations par minute. 26 inspirations *id.*
Après 5 minutes d'immersion dans l'eau de la douche.	Température du corps, 38°. 100 pulsations par minute. 24 inspirations *id.*

Après un quart d'heure de maillot.	Température du corps, 38° 1/2. 80 pulsations par minute. 22 inspirations *id.*
Après demi-heure de maillot.	Température du corps, 38°. 78 pulsations par minute. 22 inspirations *id.*

2ᵉ EXPÉRIENCE.

Homme d'une bonne constitution, d'un tempérament lymphatico-sanguin, atteint d'une douleur rhumatismale de la hanche, sans aucune complication.

La douche, commencée à 45° a été peu à peu portée à 48°.

Avant de prendre la douche.	Température du corps, sous la langue, 37°. 76 pulsations par minute. 16 inspirations *id.*
Après 10 minutes de douche.	Température du corps, 37°. 78 pulsations par minute. 20 inspirations *id.*
Après 15 minutes de douche.	Température du corps, 37° 1/2. 96 pulsations par minute. 18 inspirations *id.*
Après 5 minutes d'immersion dans l'eau de la douche.	Température du corps, 37° 1/2. 100 pulsations par minute. 22 inspirations *id.*
Après un quart d'heure de maillot.	Température du corps, 39°. 80 pulsations par minute. 20 inspirations *id.*
Après demi-heure de maillot.	Température du corps, 38°. 80 pulsations par minute. 20 inspirations *id.*
Après une heure de maillot.	Température du corps, 37° 3/4. 78 pulsations par minute. 18 inspirations *id.*

En résumé, la température du corps n'a pas augmenté de plus de deux degrés dans ces expériences. Le pouls s'est élevé de 72 à 104° dans l'une, et de 76 à 100 dans l'autre. Le nombre des inspirations est allé de 18 à 26 dans la première, et de 16 à 22 dans la seconde.

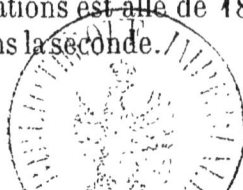

On voit, par ces deux expériences, qui résument assez fidèlement l'effet habituel de ces douches, quelles modifications elles apportent momentanément dans l'organisme.

Douches tempérées. — Celles-ci s'administrent comme les précédentes, à la température près.

Douches alternativement chaudes et froides. — Le malade, placé comme pour les autres douches, reçoit d'abord un jet d'eau chaude, puis d'eau froide sous l'influence duquel il éprouve des phénomènes analogues à ceux du premier stade de la fièvre; alors on revient au jet d'eau chaude qui amène une réaction énergique et prompte. On répète cela deux, trois, quatre, etc., fois, suivant les cas, la force des malades, etc. Ce mode de douches a des résultats souvent heureux dans certaines névroses, dans la spermatorrhée, dans les difformités de la taille, etc., en un mot dans toutes les affections dues à un état d'atonie générale ou locale.

Douches écossaises. — Après avoir reçu sur le corps et pendant un temps variable un jet d'eau chaude, le baigneur voit tomber sur sa tête, et de là sur le reste du corps, une pluie d'eau plus ou moins froide, suivant l'ordonnance du médecin. La différence qui existe entre cette douche et la précédente consiste en ce que dans l'une l'eau froide n'a aucune force de percussion et se répand également sur toute la peau et que son action ne peut pas être localisée comme dans l'autre.

Douches locales. — Toutes les espèces de douches dont je viens de parler, l'écossaise exceptée, peuvent être administrées localement. Les locales diffèrent des autres douches en ce qu'elles agissent sur un point limité du corps et peuvent être supportées plus longtemps et plusieurs fois par jour sans fatigue pour le reste de l'économie. Elles sont surtout employées contre les entorses, les tumeurs blanches, les engorgements ganglionnaires, etc.

Douches capillaires. — Ainsi nommées parce que la colonne d'eau qui alimente ces douches est d'un très-petit diamètre et peut encore, au moyen de divers appareils, être divisée en une multitude de jets que l'œil peut à peine distinguer. Elles sont surtout utiles pour traiter les trajets fistuleux, certaines affections de l'oreille, des yeux, du nez, de la bouche, etc.

Douches ascendantes anales. — Ces douches bien connues sont surtout employées à la Motte pour rappeler ou provoquer les hémorroïdes, vaincre la constipation et obtenir un effet révulsif.

Douches ascendantes vaginales. — La moitié des cabinets de bains à la Motte contient un appareil spécial pour l'administration de ce genre de douches. Il consiste en un bassin placé à 1 mètre 50 centimètres au-dessus de la baignoire, et où on met l'eau minérale à la température voulue: de sa base part un tuyau flexible, muni d'un robinet à son extrémité libre et terminé par un bout en cuivre destiné à recevoir une canule à injection. Il résulte de cette disposition que la malade prend la douche en même temps que le bain, et qu'elle peut à volonté modifier la durée de cette douche ainsi que le volume et la force de percussion du liquide. Les écoulements leucorrhéïques, les engorgements du col et même du corps de la matrice avec ou sans granulations, avec ou sans ulcérations, les abaissements, flexions ou déviations de cet organe, sont souvent traités avec succès par ce genre de douches. Les propriétés tonique, astrictive et cicatrisante que possède l'eau de la Motte font comprendre son action favorable dans ces divers cas pathologiques. Il faut tenir compte aussi de sa puissance médicatrice dans les états chlorotiques ou lymphatiques et dans les diathèses syphilitique, herpétique, rhumatique, variqueuse, etc., qui compliquent et entretiennent si souvent les affections utérines.

Bains avec douches. — Ce mode de traitement consiste

à faire prendre au malade un bain d'une heure environ, et à le doucher ensuite dans ce bain. Les tumeurs blanches, les caries, les entorses, les engorgements ganglionnaires, etc., éprouvent les plus heureuses modifications de ce genre de médication. Quelquefois c'est la douche qui précède le bain, surtout lorsqu'on pourrait redouter une trop grande excitation de la douche sur la partie malade.

Salle d'aspiration. — C'est une vaste pièce garnie de gradins où l'on fait arriver de l'eau minérale qui, se divisant à travers les mille trous d'un diaphragme, va se briser contre des corps résistants et se répand en vapeurs humides. Elle peut remplacer les salles de graduation employées avec tant de succès en Allemagne.

Bains et douches de vapeur. — Je n'ai rien à dire de particulier sur ces bains et douches, qu'on administre à la Motte, comme partout.

Dans le rapide exposé que nous venons de faire de l'action de l'eau de la Motte, sur différents appareils et systèmes de l'économie, et suivant ses divers modes d'administration, nous avons constaté tour à tour ses effets diurétique et laxatif, et ses propriétés sédative et tonique, astrictive et cicatrisante, sudorifique et excitante. L'étude de plusieurs des corps qui la minéralisent nous a montré aussi sa puissance comme médication altérante et bien propre à modifier heureusement certaines affections et certaines diathèses innées ou acquises. Nous appellerons encore l'attention sur ses effets énergiques comme médication *spoliative.*

Dans les douches et bains chauds, la circulation est notablement accélérée, et dans ses nombreux circuits le torrent sanguin active la résorption interstitielle, et se charge des particules devenues inutiles, étrangères ou nuisibles, particules dont l'organisme va se dépouiller, par les sueurs, la respiration, les reins et le tube digestif.

En effet, pour maintenir sa température dans cette eau si chaude et dans le maillot, le corps exhale des sueurs profuses ; la respiration, notablement augmentée, rejette plus d'azote, d'acide carbonique et de vapeurs humides chargées de particules organiques; la sécrétion urinaire, provoquée par la présence des carbonates alcalins, par l'arsenic, etc., aide aussi à cette élimination; de son côté, le tube digestif, surexcité par les principes salins qui favorisent le phénomène de l'*exosmose* à la surface de la muqueuse intestinale, concourt, pour sa part, à ce dépouillement multiple de l'organisme. Enfin, l'action résolutive et fondante de l'iode et du brome achève ce travail si puissant de spoliation qui résulte de l'emploi de l'eau de la Motte en boisson, bains et douches.

De quelques-uns des phénomènes le plus souvent provoqués par l'eau de la Motte.

Il est fréquent de voir à la Motte les personnes pléthoriques, et surtout les rhumatisants et les goutteux, rendre avec les urines une quantité notable de sable briqueté. Cette élimination de l'acide *urique* et de ses composés coïncide ordinairement avec une amélioration marquée dans les symptômes.

J'ai vu souvent certains phénomènes morbides, et surtout des douleurs rhumatismales ou névralgiques, reparaître au début du traitement chez des baigneurs qui les avaient oubliés depuis dix ans et plus. Ordinairement ces douleurs se réveillent avec peu d'intensité, et ne durent pas plus de deux à trois jours; cependant j'ai vu une sciatique revenir avec une violence telle, que le malade fut forcé de suspendre son traitement pendant plus de quinze jours.

Ordinairement encore le mal change de siége et devient d'une grande mobilité; cette circonstance annonce presque toujours une guérison prochaine. Il faut toutefois surveiller ces métastases et ne pas les provoquer d'une manière trop brusque, car j'ai vu deux fois des rhumatismes se porter sur le ventre, et donner lieu à de graves *péritonites*.

Le traitement thermal fait reparaître des traînées ecchymotiques, disparues quelquefois depuis des semaines et même des mois, comme j'en ai vu de fréquents exemples dans les entorses et à la suite de coups ou de chutes. Qu'on attribue ce phénomène aux sels neutres qui ont, comme l'a prouvé le docteur Stevens, la propriété de rendre sa couleur vermeille à un sang sur lequel l'oxygène n'a plus d'action, ou aux sels de potasse et de soude qui favorisent la dissolution de la fibrine, ou à toute autre cause, il n'en est pas moins une preuve palpable de l'action de l'eau de la Motte sur les épanchements sanguins.

L'eau de la Motte (nous le prouverons par la suite), jouit de la propriété de rappeler la menstruation lorsqu'elle est supprimée, comme de la régulariser si elle est irrégulière, insuffisante ou trop abondante, et de la rendre indolore si elle était douloureuse. Souvent aussi elle ramène le flux cataménial chez les femmes arrivées à l'âge critique, et dont la ménopause datait déjà de plusieurs mois et même de plus d'une année : le rétablissement de cette fonction, quoiqu'il ne soit pas durable dans ce cas, produit ordinairement un heureux effet sur la maladie qui avait nécessité l'emploi des eaux.

Fièvre thermale. — On sait combien elle est favorable pour rendre un peu d'acuité aux maladies chroniques, et pour favoriser leur résolution. Elle est le plus souvent assez bénigne pour ne pas nécessiter la suspension du traitement thermal ; quelquefois pourtant elle revêt un caractère plus aigu ; ainsi, elle amène de l'agitation, une chaleur brûlante, un pouls accéléré et plein quoique régulier, une soif excessive, de la céphalalgie, de l'inappétence, etc. Il faut alors suspendre le traitement pendant deux à trois jours, temps qui suffit ordinairement pour laisser s'éteindre ces accidents fébriles.

Les malades qui ont fait un traitement par les douches chaudes et le maillot, voient souvent, après leur départ des eaux, des sueurs revenir chaque matin à l'heure habituelle de leur douche : ce phénomène se prolonge ordinairement de quinze jours à un mois après la cessation du traitement thermal, et doit être respecté, car il achève ou consolide la guérison.

⋙ ⋙ ∽ ⋘ ⋘

EXAMEN CRITIQUE

Congestions du cerveau.

Quoique je n'aie pas donné d'observations de congestions encéphaliques, je crois devoir néanmoins commencer par ce genre d'affections; car on sait que la présence d'un foyer hémorrhagique, d'un ramollissement, d'une masse tuberculeuse, etc., dans le cerveau, est une *épine* qui provoque sans cesse l'afflux du sang vers cet organe; aussi, la plupart des malades, j'allais dire tous les malades, atteints d'hémiplégie et de ramollissement dont j'ai donné l'histoire, présentaient-ils, soit d'une manière permanente, soit à des intervalles plus ou moins rapprochés, des phénomènes de congestion.

D'ailleurs, Lallemand, dans sa première lettre sur l'encéphale, n'a-t-il pas prouvé que la plupart des hémorrhagies spontanées sont précédées de prodromes indiquant une congestion du cerveau et simulant parfois un commencement d'inflammation et même de compression de la substance cérébrale?

L'eau de la Motte est bien propre à combattre ces cas pathologiques, 1° par ses principes salins et sa température, qui font sur la peau l'office d'un léger sinapisme, et favorisent par là l'afflux du sang dans les capillaires superficiels; 2° en provoquant sur la muqueuse digestive une irritation qui vient en aide à celle de la surface cutanée; 3° enfin, par les sels neutres et alcalins, en diminuant la plasticité du sang et en s'opposant ainsi aux stases sanguines dans le

point congestionné. Lorsque, pendant la durée d'un traitement thermal, on obtient chaque jour de pareils effets, savoir : appel des fluides loin de l'organe menacé, irritation
provoquée sur les deux plus vastes surfaces de l'économie,
et modification dans la composition du sang, capable de
diminuer sa plasticité, n'est-il pas probable qu'on aura détruit cette disposition fâcheuse qui portait sans cesse vers
un point limité de l'organisme un sang doué d'une trop
grande plasticité? Ce résultat n'est-il pas évident quand on
voit disparaître, chez ces malades, la torpeur et la tendance
au sommeil, phénomènes qui cèdent habituellement au
traitement thermal? Enfin, la suractivité des organes sécré-
teurs, et en particulier des reins, du foie et du poumon, en
dépouillant l'organisme de l'azote et de ses composés,
ainsi que des matières grasses ou hydro-carburées, exerce
sur l'économie une action déplétive, *mondifiante* peut-être,
bien propre à ramener à ses conditions normales l'impor-
tante fonction de la nutrition, et à dépouiller le corps de
matériaux qui ne sont pas sans influence sur les phénomènes dont il est ici question.

Parmi les observations de congestion habituelle de l'encéphale, et de prédisposition évidente à l'hémorragie, je
citerai la suivante :

1853. M. M..., de St-E..., 62 ans, tempérament sanguin-
bilieux, constitution athlétique, avait toujours joui d'une
santé parfaite, lorsqu'il y a trois ans il se plaignit de céphalalgie, de lourdeurs, d'étourdissements revenant fréquemment, et d'avoir l'intelligence moins vive et une propen-
sion marquée au sommeil. A chaque printemps, dit-il, ses
étourdissements étaient plus fréquents et plus intenses. Tel
était son état, lorsqu'au mois de mai 1853, M... prit une congestion qui lui laissa, pendant plusieurs jours, une faiblesse générale et une déviation prononcée de la bouche.
(*Sangsues à l'anus, pilules aloétiques, sinapismes aux
extrémités, lavements purgatifs, etc.*) Un mois après, son
médecin l'envoyait aux eaux de la Motte. Outre les symp-

tômes ci-dessus, je note : coloration vive du visage, yeux souvent rouges et larmoyants, pouls plein et assez lent (64-66 puls.)

Cinq à six verres d'eau minérale, le matin, lui procuraient chaque jour trois ou quatre selles demi-liquides. — Tous les matins et avant de boire l'eau minérale il prenait un bain tiède d'une heure de durée. Après onze jours de ce traitement, M..., se trouvant plus fort, plus de disposition au mouvement, et n'ayant eu ni céphalalgie ni étourdissement, voulut borner là son traitement.

1854. — Revenu en 1854, M... m'apprend qu'il n'a plus eu de congestion, mais seulement et rarement un peu de céphalalgie et quelques légers étourdissements. Il fit cette année le même traitement qu'il continua pendant vingt jours et dont il obtint les plus heureux résultats, car j'ai appris par son médecin, en avril 1855, que toute manifestation congestionnelle vers l'encéphale avait disparu.

Maladies par lésion de la substance cérébrale.

Les observations 1, 2, 3, 4, 5, 6, 7, 8, 9, 11 et 12, dues à une seule attaque, forment un premier groupe d'hémiplégies par épanchement que les symptômes et l'absence de causes spécifiques et de toute complication rapprochent naturellement.

L'observation deuxième nous présente l'exemple d'une hémorragie cérébrale par cause traumatique et ayant occasionné, outre la paralysie de la motilité et de la sensibilité, la paralysie du cœcum, de la vessie, de la langue, et la cophose du côté droit. Le succès de la médication thermale a été bien prompt dans cette circonstance, car une seule saison passée à la Motte, quinze mois après l'attaque, a suffi pour amener une guérison qui était complète deux mois après la cessation du traitement.

La troisième observation nous montre un exemple de guérison, presque aussi rapide, puisqu'il a suffi de deux saisons à la Motte et d'une année pour obtenir ce résultat que la constitution détériorée du sujet et son âge avancé (57 ans) étaient loin de faire prévoir aussi prompt et aussi complet. Il est vrai que les désordres étaient moins graves, en apparence du moins, car les sens n'avaient subi aucune atteinte et la sensibilité avait été conservée.

Je mettrai en regard de ces deux succès si rapidement obtenus les observations 7e, 8e, 9e et 11e. Dans ces dernières, hormis la perte de la parole et une légère hypertrophie du cœur chez la malade de la septième observation, hormis l'âge avancé du sujet de la neuvième, hormis la perte de la parole aussi et la suppression de la menstruation chez la fille qui fait l'objet de la 8e, on ne trouve rien qui ne soit de nature à faire espérer une guérison aussi entière et aussi prompte que dans les deux premières, et cependant le traitement thermal, s'il n'est pas resté impuissant, n'a du moins fait qu'améliorer l'état de ces quatre malades.

Les observations 1re, 4e et 6e se placent tout à côté des précédentes sous le rapport de la gravité. Le n° 1 était d'un âge déjà avancé (59 ans) ; le n° 4 présentait une disposition héréditaire des plus fâcheuses, et les facultés intellectuelles avaient été notablement affaiblies. Mais c'est surtout sous le rapport du traitement et de ses effets que ces trois cas offrent une grande ressemblance. En effet, le premier a été guéri après trois cures à la Motte, faites en trois ans, et les deux autres après une saison à Aix (Savoie) et deux à la Motte.

Tous ces malades ont présenté des symptômes qui devaient faire présager des lésions à peu près identiques ; et cependant nous avons vu que le même traitement n'avait pas produit les mêmes effets. Je n'essaierai pas de chercher la cause de ces différences dans les résultats, je ne pourrais les expliquer que par des considérations tout hypothétiques.

D'après la marche de la maladie, la douzième observation paraissait due à la congestion et à la compression de l'hémisphère droit et à un épanchement peu considérable dans quelque point du cerveau ; c'est du moins ce que feraient supposer, d'une part, les symptômes d'hémiplégie à gauche et leur prompte disparition, d'autre part l'atteinte portée aux facultés intellectuelles, et sa persistance. Une seule saison de vingt jours avait suffi pour guérir ce malade et dissiper sa disposition bien marquée aux congestions. Mais son indocilité et son genre de vie ont eu bientôt détruit les résultats du traitement thermal, et deux ans après il a succombé à une seconde attaque.

Dans l'observation dixième, nous trouvons un œdème de la face survenue sans cause connue, puis, tout à coup, une métastase sur le cerveau et ses enveloppes se manifestant par une perte subite de connaissance, suivie bientôt de contractions violentes. Enfin, un mois après, hémiplégie du côté droit. Ces circonstances, jointes à l'état de faiblesse et d'anémie de la malade, me font croire à une apoplexie séreuse qu'un traitement thermal, de peu de durée cependant, avait bien améliorée.

La cinquième observation no usmontre une malade ayant eu deux attaques et chez qui le traitement thermal, s'il n'a pas eu de succès bien marqué sur la paralysie, a du moins contribué à dissiper la disposition aux hémorragies cérébrales.

Les observations 14e et 26e sont des cas d'hémiplégies survenues sous l'influence de la diathèse syphilitique, et de plus goutteuse pour la quatorzième. Le succès du traitement thermal, aidé chez l'un par des frictions hydrargyriques, est bien fait pour mettre en évidence les vertus de l'eau de la Motte dans ces affections : mais j'appellerai surtout l'attention sur la 16e, si remarquable par la gravité et la multiplicité des manifestations morbides, et par une guérison complète et durable.

Je n'ai donné la treizième observation que pour prouver une fois de plus l'innocuité du traitement thermal, même dans les cas les plus graves.

Si l'état dans lequel se trouvait le sujet de la quinzième observation à son arrivée à la Motte, et surtout les graves désordres qui existaient encore du côté de la motilité et de

l'intelligence, faisaient pressentir que la maladie avait pro-
fondément altéré le cerveau , sa guérison est une preuve
bien éclatante de la puissance curative de l'eau de la Motte
dans ce genre d'affections.

Il est probable qu'il existait chez la malade du n° 48,
une inflammation chronique et peut-être même un peu de
ramollissement dans un point circonscrit du cerveau, à la
suite d'une méningo-encéphalite. La malade du n° 49 avait
tous les symptômes d'une encéphalite chronique, avec tendance manifeste au ramollissement. Dans le premier cas, un
traitement thermal de quinze jours a suffi pour dissiper le
mal et assurer la guérison, comme je m'en suis assuré
l'année suivante ; dans le deuxième, une cure de vingt-
quatre jours a produit une amélioration qui faisait présager
la disparition prochaine de la maladie.

Les observations 20e et 50e sont deux exemples de commotion cérébrale occasionnée par une chute de voiture et
suivie de l'inflammation et peut-être du ramollissement
d'une partie du cerveau. La gravité plus grande des
symptômes chez le malade du n° 20, explique pourquoi il
a fallu trois saisons thermales pour obtenir une guérison
qui n'a nécessité qu'une cure pour le malade du n° 50. L'observation 21e nous offre aussi une affection grave du cerveau, suite de commotion. Les désordres pathologiques ne
laissent pas de doute sur l'existence de ramollissements
partiels de la substance cérébrale ; ce cas était de plus compliqué de rhumatisme goutteux. Une seule saison à la
Motte a dissipé le mal, comme je l'ai appris de la malade
même qui vint l'année suivante faire une deuxième cure par
précaution. J'ai donné l'observation 25e qui, du reste, présentait peu de gravité, à cause de la lésion toute particulière
survenue dans la sensibilité.

Les malades des n°s 18, 19, 22, 23 et 24, présentaient
un ensemble de lésions et de symptômes d'une gravité telle,
qu'elle laissait bien peu d'espoir. En effet, les deux attaques du n° 18, les symptômes d'hémiplégie, l'embarras de
la parole, la lésion de l'intelligence, l'espèce de trismus, la

fixité du regard, etc., qui en furent la conséquence et qui persistèrent malgré un traitement des plus judicieux et des plus énergiques, ainsi que les deux crises apoplectiformes qu'il eut dans l'année qui suivit sa première saison à la Motte, sont bien de nature à révéler de fâcheuses lésions dans la substance encéphalique. Quatre saisons passées à la Motte pendant quatre années successives, ont conjuré la manifestation de nouveaux accidents cérébraux et amené une amélioration bien voisine de la guérison. Le ramollissement cérébral chez la malade du n° 19 s'est présenté avec un cortége de symptômes d'une gravité aussi marquée et que rendait plus redoutable encore l'extension des phénomènes morbides d'un côté du corps à l'autre, et par conséquent la marche envahissante de ce ramollissement. Le traitement thermal, suivi pendant trois années de suite, a non-seulement suspendu la marche du mal, mais encore a procuré une notable amélioration. Ces deux malades ont derechef pris les eaux en 1854, et j'ai constaté que leur guérison avait fait encore de manifestes progrès. Tous deux avaient un séton au cou qu'ils ont pu supprimer sans danger, l'un en 1853 et l'autre en 1852 ; preuve bien convaincante des heureux effets du traitement.

L'observation 22e égale au moins les deux précédentes sous le rapport de la gravité, et est un exemple plus évident encore de l'heureuse influence de l'eau de la Motte dans ces affections, car il y a eu une amélioration que le malade lui-même a appelé guérison.

Le numéro 23e est surtout intéressant, parce qu'il montre l'influence fâcheuse du travail de l'accouchement lorsqu'une première couche a déjà occasionné quelque trouble du côté de l'encéphale.

Sous le n° 24e, j'ai donné deux observations de ramollissement cérébral d'intensité moyenne et sans complications. L'un a obtenu une guérison entière après deux saisons à la Motte, l'autre n'a retiré qu'un faible soulagement d'une cure faite en 1853, et qui n'a pas été moindre de quarante jours. Ce malade m'a présenté d'une manière bien tranchée la dilatation et l'engorgement des vaisseaux de la conjonctive; phénomène récemment signalé comme un indice de l'état congestionnel du cerveau.

Si dans les hémiplégies par épanchement sanguin et sans complication de lésion autre de la substance cérébrale, nous avons vu le traitement ne pas produire des effets identiques dans des cas en apparence semblables, et même des cas graves guéris par les moyens qui restaient, pour ainsi dire, impuissants chez d'autres malades qui ne présentaient pas d'aussi fâcheuses manifestations morbides, il n'en a pas été de même dés observations de maladies de l'encéphale dont je viens de tracer une rapide esquisse. Dans ces dernières, en effet, le traitement thermal a eu une efficacité qui s'est montrée en raison directe de la gravité apparente de la lésion encéphalique et des symptômes qui en avaient été la conséquence.

Je ferai remarquer cependant que les affections de ce genre qui étaient sous la dépendance de la diathèse syphilitique, sont celles qui ont cédé le plus facilement et le plus complétement, comme j'en indiquerai bientôt un autre exemple en parlant de l'observation 17e.

Tous ces malades, un seul excepté, ont bu de l'eau minérale, et les deux tiers environ (18 sur 28), ont obtenu un effet purgatif.

Tous ont pris des douches de 40 à 48°.

On est étonné, sans doute, de voir des malades atteints d'hemiplégie par épanchement sanguin, de ramollissement et de congestion du cerveau, supporter des douches d'une température si élevée, et surtout rester plongés de une à cinq minutes dans de l'eau aussi chaude. J'ai, au début de ma carrière hydrologique, partagé cet étonnement; mais bientôt l'expérience m'a révélé les bons effets et l'innocuité de ce mode de traitement. J'ai été confirmé dans cette opinion par l'absence de tout accident depuis 14 ans que je fais administrer de telles douches, et en voyant que des malades atteints d'affections du cœur, qui les mettaient dans l'impossibilité de rester dans un bain, supportaient au contraire facilement les douches même les plus chaudes. Cette innocuité de la douche s'explique par l'effet du calorique appliqué à toute la surface du corps, la tête exceptée, par l'irritation cutanée, par l'appel à la périphérie de tous les fluides et surtout du fluide sanguin, et par les sueurs qu'elle provoque; en un mot, par son action déplétive et dérivative.

Le traitement par l'eau de la Motte agit, dans ces divers cas pathologiques :

1° En introduisant dans l'organisme, *a*, des sels qui diminuent la plasticité du sang et favorisent la dissolution de la fibrine; *b*, des substances propres à augmenter les sécrétions (sueurs, urines, évacuations alvines), et, par conséquent, à dépouiller le sang de tous les matériaux devenus inutiles ou nuisibles ;

2° En accélérant la circulation, et en favorisant ainsi la résorption interstitielle ;

3° En irritant la surface cutanée; ce qui provoque, *a*, un effet révulsif des plus énergiques ; *b*, l'appel des fluides à la périphérie ; *c*, l'accumulation du sang dans les capillaires superficiels ; *d*, l'excrétion d'abondantes sueurs ;

4° En irritant la muqueuse intestinale, et excitant par conséquent, *a*, une révulsion puissante par l'étendue et la nature de la membrane irritée, et *b*, les phénomènes d'exosmose à la surface intestinale ;

5° En produisant sur le système nerveux une irritabilité pour ainsi dire spécifique, irritabilité qui combat les paralysies à la manière des strychnées, c'est-à-dire, en provoquant des contractions et des soubresauts musculaires ;

6° En agissant sur certains appareils et sur certaines fonctions de l'économie par l'action altérante due à quelques-uns des principes qui minéralisent l'eau de la Motte, et notamment à l'iode, au brome, à l'arsenic, etc.

En résumé :

1° Révulsion d'autant plus puissante, qu'elle est chaque jour renouvelée, et qu'elle s'étend sur deux vastes surfaces;

2° Appel du fluide sanguin dans les capillaires superfi-

ciels, rendus plus complétement et plus facilement per-
méable à ce liquide ;

3° Mouvement général de décomposition (et, par conséquent, résolution des engorgements, des stases ou des col-
lections pathologiques), considérablement accéléré par le
surcroît d'activité provoqué dans les divers appareils sé-
créteurs ;

4° Action toute particulière de certains principes minéralisateurs sur la composition et la nature plastique du
sang, et effets résolutifs et fondants dus au brome et à
l'iode, tel est l'ensemble de phénomènes qui résulte du
mode de traitement mis en usage et dont on a pu voir la
puissante efficacité.

Myélites.

L'observation 17e nous présente réunies des lésions du
cerveau et de la moelle épinière nées sous l'influence du
virus syphilitique. Cette guérison, si promptement obtenue
malgré la gravité et la période avancée de la maladie, vient
justifier d'une manière bien éclatante ce que j'ai dit de la
puissance du traitement par les eaux de la Motte dans ce
genre d'affection. (*Voir les obs. 14, 16, 17 et 26.*)

Je diviserai les autres cas de myélite en quatre groupes :

1° Les observations 27, 28, 29, 30, 31, 32, 33 et 35,
traitées avec un succès complet, présentent cependant, sous
le rapport de leurs causes, de leur gravité, de la rapidité
de la guérison, etc., des différences que nous signalerons
en quelques mots.

Malgré la gravité apparente de la myélite dont était atteinte la jeune fille du n° 28 (gravité attestée par la paralysie complète de la motilité dans la moitié inférieure du
corps ; par l'enflure des jambes et par un état anémique
non douteux) ; l'âge de la malade (13 ans), et la cause de son
affection, probablement d'origine rhumatismale, étaient
bien de nature à faire prévoir une guérison prompte et entière : aussi a-t-il suffi d'une saison de trente jours pour ob-

tenir un succès complet, et qui, depuis neuf ans, ne s'est pas démenti.

La 35ᵉ observation, moins grave que la précédente, mais de cause rhumatismale aussi, nous offre encore un exemple de guérison rapide, quoique la malade fût bien plus âgée (43 ans).

Les 27ᵉ et 29ᵉ observations présentent entre elles une similitude parfaite sous le rapport des symptômes, de la cause et de la gravité de la maladie, que j'attribue au vice scrofuleux, et surtout sous le rapport de la durée du traitement qui a été et devait être long, car il fallait ici combattre, nonseulement le mal local, mais aussi la diathèse scrofuleuse.

La 31ᵉ observation est un cas de myélite compliqué de névralgies, circonstance fréquente dans ce genre d'affection. Le traitement thermal a triomphé de la maladie dès la première année, et cependant la paraplégie était complète.

La 32ᵉ observation est un cas de myélite chronique des plus graves, ayant succédé à une myélite aiguë survenue dans des circonstances bien fâcheuses. Malgré un accouchement des plus·laborieux, qui eut lieu après une première saison thermale, une seconde cure à la Motte a suffi pour parfaire la guérison.

Le sujet du n° 33 n'était pas moins gravement malade que les précédents, et présentait en outre un état de maigreur, d'émaciation, et une surexcitation nerveuse d'un bien fâcheux augure. Le traitement thermal n'en a pourtant pas été moins efficace ;

2° Après l'exposé de ces succès, je crois utile d'appeler l'attention sur les 37ᵉ, 38ᵉ et 39ᵉ observations. Dans celles-ci, nous voyons les eaux de la Motte rester impuissantes ou ne produire qu'un bien faible amendement. Cependant la maladie paraissait être arrivée à une période moins avancée. Mais il est remarquable, et c'est à cela que j'attribue ces insuccès, que dans ces trois cas la maladie ait eu pour cause l'abus des plaisirs, et probablement l'atrophie du cordon rachidien ;

3° Les observations 30, 34 et 36 sont des myélites occasionnées par des chutes. Leur rapide guérison n'a donc rien qui doive surprendre ;

4° Les observations 40, 41, 42 et 43, sont quatre exemples de carie vertébrale et de myélite née sous l'influence de la carie. Nous voyons, comme on le pressentait d'ailleurs, dans trois de ces cas, la myélite guérir dès que la carie a cessé, et dans le quatrième, l'affection de la moelle épinière suivre les oscillations de la maladie des vertèbres.

Les maladies de la moelle épinière exigent à peu près le même traitement thermal que celles de l'encéphale; et comme on n'a pas à redouter de raptus sanguin vers le cerveau, on porte l'eau de la douche à la température la plus élevée possible, et on laisse le malade dans le bain aussi longtemps qu'il peut y rester. Je cherche aussi, dans ces cas, à obtenir une forte dérivation sur le tube digestif, car je n'ai pas à craindre les effets fâcheux de la sympathie qui lie d'une manière si intime l'estomac et le cerveau. En un mot, je pousse jusqu'à leur *summum* d'intensité les effets des médications dérivative et spoliative dans les affections de la moelle épinière, qui ne sont pas dues à l'atrophie de cet organe ou à la carie vertébrale. Dans ces deux dernières formes de myélite, concurremment avec les douches, j'emploie les bains dont j'utilise l'action tonique et altérante.

Les observations suivantes présentent toutes quelques particularités qui ne permettaient pas de les ranger dans les groupes précédents.

Les observations 44 et 45, peu graves d'ailleurs, étaient dominées par le vice rhumatismal ou goutteux, et devaient céder facilement au traitement thermal.

Les observations 46 et 47 sont des exemples de maladies nerveuses qui, par l'irrégularité de leur marche, la bizarrerie de leurs symptômes, l'exagération de la sensibilité, etc., échappent à un diagnostic précis. Activer l'action des appareils de sécrétion, régulariser la répartition des différents fluides de l'économie, rendre à l'organisme sa puissance normale de réaction, tels sont les résultats auxquels je me suis efforcé d'atteindre par l'emploi de l'eau minérale en boisson, douches chaudes, bains tempérés et douches écossaises, ou alternativement chaudes et froides. La guérison des malades a, comme on le voit, justifié le mode de traitement employé.

Je ne m'arrêterai pas aux observations 51 et 52, car, signaler ces paralysies partielles de cause traumatique, c'est constater une guérison facile à obtenir par des eaux aussi énergiques que celles de la Motte.

La 53ᵉ est une affection des centres nerveux, que l'âge avancé du malade m'a engagé à séparer des autres maladies du même genre. L'amélioration qui est résultée du traitement thermal prouve que dans ces cas même l'eau de la Motte ne reste pas impuissante.

J'en dirai autant de l'observation 57. La maladie, née sous l'influence de l'empoisonnement métallique, avait été énergiquement combattue par divers traitements qui ont laissé peu de chose à faire à l'eau de la Motte pour achever la guérison.

Les paralysies des extrémités, survenues chez les vieillards des observations 54, 55 et 56, et que j'attribue à l'ossification des artères et à l'atrophie des nerfs de ces parties, peuvent être amendées, mais sont bien rarement guéries par les eaux de la Motte.

La *paralysie musculaire progressive atrophique*, ou *l'atrophie musculaire progressive*, comme l'appelle M. Aran, si bien décrite par M. le professeur Cruveilhier, et due à l'atrophie des racines antérieures des nerfs spinaux, était la maladie des nᵒˢ 58, 59 et 60. Les résultats obtenus laissent peu d'espoir que les eaux de la Motte puissent faire mieux que soulager les malades atteints de cette affection.

Enfin, ces six dernières observations ne justifient que trop l'opinion émise plus haut, savoir : que les eaux de la Motte ont peu d'action sur les phénomènes de paralysie, dus à l'atrophie des nerfs ou de la moelle épinière.

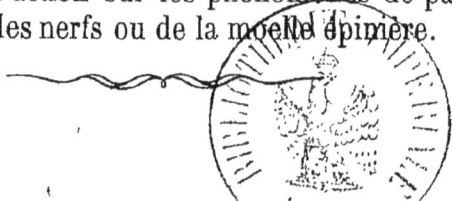

www.ingramcontent.com/pod-product-compliance
Lightning Source LLC
Chambersburg PA
CBHW071219200326
41519CB00018B/5599